I0032500

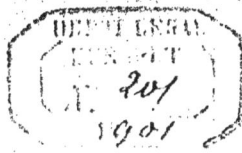

CONTRIBUTION EXPÉRIMENTALE

A LA CONNAISSANCE

DES MÉTHODES PROPRES A DÉCELER DANS L'EAU

LE

BACILLE D'ÉBERTH

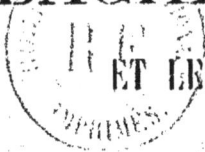

ET LES VARIÉTÉS DU B. COLI

PAR

Dobri GÉLESKOFF

DOCTEUR EN MÉDECINE

❖

MONTPELLIER

G. FIRMIN et MONTANE, Imprimeurs de l'Université

Rue Ferdinand-Fabre et Quai du Verdanson

—

1901

CONTRIBUTION EXPÉRIMENTALE

A LA CONNAISSANCE

DES MÉTHODES PROPRES A DÉCELER DANS L'EAU

LE

BACILLE D'ÉBERTH

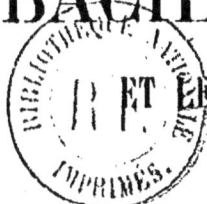

ET LES VARIÉTÉS DU B. COLI

PAR

Dobri GÉLESKOFF

DOCTEUR EN MÉDECINE

—❦—

MONTPELLIER

G. FIRMIN et MONTANE, IMPRIMEURS DE L'UNIVERSITÉ

Rue Ferdinand-Fabre et Quai du Verdanson

—

1901

PERSONNEL DE LA FACULTÉ

MM. MAIRET (✻) . . . . DOYEN
FORGUE . . . . ASSESSEUR

Professeurs

Hygiène. . . . . MM.	BERTIN-SANS (✻)
Clinique médicale	GRASSET (✻).
Clinique chirurgicale.	TEDENAT.
Clinique obstétric. et gynécol	GRYNFELTT.
— — ch. du cours, M. VALLOIS.	
Thérapeutique et matière médicale. . . .	HAMELIN (✻)
Clinique médicale.	CARRIEU.
Clinique des maladies mentales et nerv.	MAIRET (✻).
Physique médicale.	IMBERT
Botanique et hist. nat. méd.	GRANEL.
Clinique chirurgicale.	FORGUE.
Clinique ophtalmologique.	TRUC.
Chimie médicale et Pharmacie	VILLE.
Physiologie.	HEDON.
Histologie	VIALLETON.
Pathologie interne.	DUCAMP.
Anatomie.	GILIS.
Opérations et appareils	ESTOR.
Microbiologie	RODET.
Médecine légale et toxicologie	SARDA.
Clinique des maladies des enfants	BAUMEL.
Anatomie pathologique.	BOSC

Doyen honoraire : M. VIALLETON.
Professeurs honoraires : MM. JAUMES, PAULET (O. ✻).

Chargés de Cours complémentaires

Accouchements. . . . . MM.	PUECH, agrégé.
Clinique ann. des mal. syphil. et cutanées	BROUSSE, agrégé.
Clinique annexe des mal. des vieillards. .	VIRES, agrégé.
Pathologie externe	DE ROUVILLE, agr.
Pathologie générale	RAYMOND, agrégé.

Agrégés en exercice

MM. BROUSSE	MM. VALLOIS	MM. IMBERT
RAUZIER	MOURET	BERTIN-SANS
MOITESSIER	GALAVIELLE	VEDEL
DE ROUVILLE	RAYMOND	JEANBRAU
PUECH	VIRES	POUJOL

M. H. GOT, *secrétaire.*

Examinateurs de la Thèse

MM. RODET, *président.*	MOITESSIER.
BOSC, *professeur.*	POUJOL, *agrégé.*

A LA MÉMOIRE DE MA SOEUR

A MON PÈRE ET A MA MÈRE

D. GÉLESCOFF.

CONTRIBUTION EXPÉRIMENTALE

A LA CONNAISSANCE

DES MÉTHODES PROPRES A DÉCELER DANS L'EAU

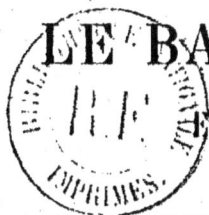

LE BACILLE D'ÉBERTH

ET LES VARIÉTÉS DU B. COLI

I

INTRODUCTION

La conception de la possibilité de transmission, par une eau contaminée, de maladies infectieuses est très ancienne. Mais ce n'est que depuis une trentaine d'années et sous l'influence des travaux de Pasteur, que l'étude étiologique, entreprise par divers observateurs des maladies transmises par l'eau potable a montré les rapports intimes entre ces deux faits : infections typhique ou cholérique et eau contaminée.

Déjà en 1866, Snow (de Londres) attribue l'épidémie cholérique et de fièvre typhoïde à la mauvaise eau, et montre que le mode de distribution de cette eau réglait le mode de propagation des épidémies.

En France des faits analogues sont rapportés par Michel pour l'épidémie de Chaumont et par Dionis des Carrières pour celle d'Auxerre.

De nombreux faits, du même genre, ont démontré que l'eau de boisson était, très fréquemment, mise en cause dans l'étiologie de la fièvre typhoïde. A tel point, que Brouardel crut pouvoir proclamer que la dothiènenterie était d'origine hydrique dans 90 °/₀ des cas.

Les travaux d'Eberth et de Gaffky, en Allemagne, et, de Chantemesse, en France, ayant fait connaître l'agent microbien de la fièvre typhoïde, l'idée s'imposa d'attribuer la propriété typhogène de l'eau à la présence de ce bacille, et, par suite, s'imposa aussi la recherche du bacille dans les eaux, soupçonnées de jouer un rôle dans une épidémie typhique.

Cette recherche peut présenter un intérêt à la fois pratique et théorique. On pensa y trouver un moyen simple et sûr d'être renseigné sur la qualité typhogène d'une eau. De plus, on pouvait espérer confirmer, par la bactériologie, le rôle étiologique de l'eau affirmée par l'épidémiologie, ou bien inversement, si ce rôle de l'eau était suffisamment démontré, par l'observation, la recherche du bacille d'Eberth, dans les eaux typhogènes, devait constituer un contrôle de la signification de ce bacille dans l'étiologie de la fièvre typhoïde et fournir des données très importantes sur la participation possible des divers facteurs à cette étiologie. Aussi, de toute part, se mit-on à rechercher dans l'eau le bacille d'Eberth-Gaffky.

Les premières recherches, faites en Allemagne, furent négatives. Gaffky chercha vainement son bacille dans l'eau. Michaël et Mœrs l'y auraient cependant décelé.

En France, surgirent, bientôt, toute une série de résultats, soit-disant positifs. Pendant quelques années, presque tous les bactériologistes, qui cherchèrent le bacille dans les eaux typhogènes, crurent le trouver. C'est qu'à cette époque, on se contentait, pour définir le bacille d'Eberth, des caractères assignés par Gaffky, Chantemesse et Widal, parmi lesquels, avait une place d'honneur, le mode de végétation sur pomme de terre. L'attention n'était pas encore attirée sur les ressemblances et la proche parenté du bacille d'Eberth et du *bacillus coli communis*. La plupart des bacilles provenant de l'eau que l'on qualifia de bacille d'Eberth, sinon tous, eussent été plus tard, considérés comme du Coli.

En 1889, MM. Rodet et Roux lancèrent leur idée de parenté des bacilles typhique et coli ; on peut même dire, de leurs identités spécifiques, en ce sens, qu'ils proclamèrent, que le bacille d'Eberth est une variété du coli communis. Ceux qui n'admirent pas cette thèse durent au moins reconnaitre que ces bacilles se ressemblent beaucoup et que le bacille coli peut parfaitement se présenter avec les caractères que l'on avait considérés, jusque-là, comme l'apanage du bacille typhique.

C'est pourquoi, on s'est mis à mieux préciser les caractères et les propriétés de ces bacilles, à leur chercher des différences d'ordre morphologique (cils) et biologique (action sur les sucres) ; plus tard réaction au sérum spécifique. La définition du bacille d'Eberth se précisa, la détermination pratique de ce bacille devint plus délicate, mais aussi plus exacte.

Alors la question de la présence de ce bacille dans l'eau entra dans une nouvelle phase ; le sens des résultats changea complètement. Ce n'était plus que le bacille coli que l'on trouvait lorsqu'on cherchait le bacille d'Eberth. Et c'était le Coli, que jusque là, le plus souvent, sinon toujours, on avait pris pour le bacille typhique.

En présence de ce résultat, tandis que MM. Rodet et Roux y trouvaient un argument en faveur de leur thèse des relations étiologiques entre le bacille coli et la fièvre typhoïde, les partisans de la spécificité rigoureuse du bacille d'Eberth, notamment M. Chantemesse, en conclurent que c'étaient les méthodes d'analyse qui étaient en défaut.

Dès le début des recherches sur ce sujet, on avait reconnu la difficulté de déceler le bacille d'Eberth dans des milieux où il est mêlé à des microorganismes divers et notamment dans l'eau. Et on avait dû avoir recours à des artifices spéciaux sur lesquels nous reviendrons plus loin. C'étaient des conditions dysgénésiques relativement bien tolérées par le bacille coli et que tous les artifices proposés, s'ils pouvaient éliminer une partie, au moins, des bactéries dont la présence gêne la recherche du bacille typhique, n'éliminaient jamais le Coli ; bien au contraire, lui donnaient l'avantage sur le bacille d'Eberth.

Et, c'est parce que ces artifices, appliqués aux eaux suspectes, mettaient en évidence le Coli de ces eaux que l'on décorait du nom de bacille d'Eberth, que l'on avait cru si souvent trouver, dans les analyses d'eaux de la première période. En d'autres termes, les méthodes, proposées au début pour le bacille d'Eberth, étaient surtout excellentes pour le bacillus communis. De sorte qu'à partir du moment où l'on avait précisé les caractères distinctifs de ces bacilles, on considère que la présence du Coli, dans l'eau, était un des principaux obstacles à la recherche du bacille typhique. En fait, des expériences montrèrent (Grimbert) que dans l'eau stérilisée et additionnée artificiellement de Coli et d'Eberth, il était très difficile de trouver ce dernier.

L'insuccès de la recherche du bacille d'Eberth dans les eaux suspectes de fièvre typhoïde, dans cette seconde période et l'hypothèse que ces résultats étaient dus, non pas à ce qu'il est réellement absent, mais à l'insuffisance des méthodes, suscitèrent la poursuite de nouvelles méthodes d'isolement. Diverses techniques, soit disant mieux adaptées au but, se firent jour et notamment la méthode d'Elsner. Les résultats de la recherche changèrent alors un peu, mais moins qu'on ne pouvait l'espérer. En effet, quelques chercheurs isolèrent de certaines eaux des bacilles qu'ils qualifièrent de bacilles d'Eberth. Mais, à supposer que ces bacilles méritassent ce nom, ces résultats positifs restèrent peu nombreux ; bien plus nombreuses furent les recherches infructueuses sur les eaux les plus légitimement soupçonnées de jouer un rôle typhogène et qui ne donnèrent pas encore du bacille d'Eberth, à l'analyse bactériologique. par ces nouvelles méthodes. Par contre, certains chercheurs trouvèrent, avec la méthode d'Elsner, des microbes dits d'Eberth, dans des eaux non soupçonnées, ou, du moins, moins suspectes que certaines eaux donnant un résultat négatif (Remlinger, Schneider, Remy, etc.).

Était ce encore les méthodes qui étaient en défaut, et ces résultats ne sont-ils de nature à faire concevoir ou à confirmer un doute sur les relations de cause à effet, entre la propriété typhogène de l'eau et la présence nécessaire du bacille d'Eberth? Il est certain, à l'heure actuelle, quelle que soit l'opinion que l'on peut avoir sur le rapport entre le Coli et l'Eberth. qu'il n'est pas établi scientifiquement que la présence dans une eau, d'un bacille ayant les caractères du bacille d'Eberth, soit la condition déterminante nécessaire de sa propriété typhogène. Quoi qu'il en soit, il y a un grand intérêt à chercher à perfectionner les méthodes de décider. en présence d'une eau suspecte. si elle contient le bacille ayant les caractères du bacille typhique.

Avant de développer la marche et le résultat de nos recherches expérimentales, nous allons passer en revue les méthodes successivement proposées jusqu'ici pour la recherche du bacille d'Eberth dans l'eau.

II

HISTORIQUE DES MÉTHODES PROPOSÉES SUCCESSIVEMENT POUR LA RECHERCHE DU BACILLE D'EBERTH DANS L'EAU.

Dès 1886, MM. Chantemesse et Widal (*) eurent l'idée de recourir à des artifices spéciaux pour la recherche du bacille typhique dans l'eau ou dans les matières fécales. Frappés des résultats négatifs obtenus par Gaffky, Pfuhl, etc., dans leurs essais d'isolement du bacille d'Eberth dans les eaux potables suspectes et des résultats inconstants de la recherche dans les fèces, ils attribuèrent cet insuccès au développement prédominant des autres espèces microbiennes de l'eau ou des matières fécales, et en conclurent que les méthodes générales n'étaient pas de mise. Ils eurent alors l'idée de mettre en profit la résistance que présentait le bacille d'Eberth vis-à-vis l'acide phénique et proposèrent le procédé suivant.

Ils se servaient de la gélatine peptone en tubes de 10 cc. dans lesquels ils mettaient 4 à 5 gouttes d'acide phénique au 1/20 et une goutte ou une fraction de goutte de l'eau à analyser.

(*) Pour les renvois, qu'on veuille bien se reporter aux chiffres correspondants de la table bibliographique, à la fin.

Cette gélatine était d'abord liquéfiée, ensemencée et versée sur des plaques en verre et mise dans la chambre humide. A l'apparition des colonies, au bout de 2, 3 ou 4 jours, ils les isolaient et les examinaient. Ils reconnaissaient les colonies de bacilles d'Eberth à leurs bords irréguliers, à leur teinte blanc d'argent, à l'apparence, au faible grossissement d'un intestin grêle enroulé, — mobilité des bacilles.

Plus tard, divers bactériologistes substituèrent, à la gélatine phéniquée de Chantemesse et Widal, d'autres gélatines spéciales. Le principe restait le même : incorporer à la gélatine nutritive l'eau (ou telle autre matière où l'on recherche le bacille d'Eberth) pour y obtenir le développement de colonies; mais en additionnant cette gélatine d'une matière relativement tolérée par ce bacille, et nuisible au développement des autres microbes qui peuvent l'accompagner, et particulièrement des liquéfiants, de telle sorte que l'obstacle, apporté à ceux-ci, favorise l'isolement du premier.

Ainsi Holz (2) se servait d'une gélatine additionnée de suc de pommes de terre crues (10 0/0) en faisant avec le tout un milieu transparent et solide fortement acide, sur lequel les microbes liquéfiants ne se développent pas, tandis que les bacilles typhiques y donneraient des végétations abondantes et caractéristiques,

Huffelmann (3) se sert d'un milieu acide (acide acétique ou citrique).

En 1896, Elsner (4) emploie de la gélatine iodurée ayant comme véhicule une décoction de pommes de terre (un demi kilog. pour un litre d'eau). L'iodure de potassium est en proportion de 1 0/0. Sur ce milieu le bacillus communis et le bacille d'Eberth pousseraient seulement. De plus, les colonies du premier apparaîtraient au bout de 24 heures, tandis que celles du second ne se montreraient que 48 heures après l'ensemencement, ce qui permettrait facilement de distinguer ces deux microbes.

Grimbert (5), préoccupé de préciser le degré d'acidité de la gélatine d'Elsner, propose une acidité telle, que 10 cc. soient neutralisés par 4 à 5 cc. d'eau de chaux ; il a constaté que dans ces conditions il obtenait des résultats sensiblement identiques, avec ou sans addition de KI et de même quand il remplaçait la décoction de pommes de terre, par une macération de viande (4 heures).

Gélatine de Grimbert :

Eau distillée.	1000	gr.
Maltose.	1	»
Amidon soluble.	2	»
Asparagine.	2	»
Phosphate neutre de K. . .	2	»
Sulfate de K.	2	»
Sulfate de Mg.	2	»
Bimaltate d'ammoniaque. . .	2	»
Carbonate de Mg.	1	»

Récemment, Piorkorvsky (6) recommande une gélatine à base d'urine dont la composition est la suivante :

Urine alcaline par fermentation.	100	cc.
Peptone.	0.5	»
Gélatine.	3.3	»

Cette gélatine a été surtout proposée pour la recherche du bacille typhique dans les matières fécales et l'urine.

Enfin, tout dernièrement, Remy (7) a proposé, pour la recherche, dans l'eau, du bacille typhique, une gélatine fort complexe, dans laquelle les microbes liquéfiants pousseraient mal, surtout, si l'on porte la dose de l'acide phénique à 0,5 pour 100. Quant aux streptocoques et aux staphylocoques, ils y pousseraient avec des caractères qui leur sont propres.

Gélatine de Remy.

Eau distillée.	1000 gr.
Asparagine.	6 »
Acide oxalique.	0.05 »
— lactique.	0.15 »
— citrique.	0.15 »
Phosphate bisodique. . .	5 »
Sulfate de Mg.	2.50 »
— de K	1.25 »
Chlorure de Na. . . .	2 »

Au moment de l'emploi, on introduit, dans chaque tube de gélatine, 1 cc. d'une solution de lactose à 35 % et 0.1 cc. d'une solution phéniquée à 2,50 %. Avec cette gélatine, il aurait retiré le bacille d'Eberth 23 fois dans les selles.

Toutes ces gélatines spéciales, destinées à empêcher le développement des bactéries aquatiles banales, n'atteignent qu'imparfaitement le but ; toutes laissent, plus ou moins, pousser diverses espèces, même des liquéfiantes, les plus gênantes. Même pour la gélatine à iodure de potassium, il a été démontré que l'assertion d'Elsner, prétendant que seuls les bacilles typhique et coli y poussaient, était exagérée.

Quelle que soit la gélatine spéciale qu'on emploie, il faut donc savoir qu'on est exposé à voir se développer des colonies encombrantes, plus ou moins, bien entendu, suivant les cas, et, suivant les espèces bactériennes contenues dans l'eau qu'on met en analyse. De plus, aucune ne permet le dé-

veloppement du bacille d'Eberth à l'exclusion du Coli. On avait,
au début, méconnu l'affinité du bacille d'Escherich et du bacille
d'Eberth en ce qui concerne notamment la résistance aux divers antiseptiques, et, en général, aux conditions nuisibles.
Constamment, le Coli se montre aussi tolérant. L'acide phénique, relativement supporté par le bacille typhique, est
supporté mieux encore par le bacterium coli. Il est de même
de toutes les conditions successivement choisies pour l'isolement du bacille d'Eberth. On conserva toujours l'espoir
de trouver une condition favorable au bacille typhique, au
détriment du Coli, ou plus favorable au dernier qu'au premier.
Cet espoir a, jusqu'ici, toujours été déçu, si bien que, même
pour ceux qui n'admettent pas que le type « bacille d'Eberth »
soit une forme dégénérée du coli, les choses se passent vrai-
ment, en ce qui concerne leur tolérance relative aux conditions
dysgénèsiques ou destructives, comme s'il en était ainsi.

Récemment, Vallet a eu l'idée ingénieuse de préparer une
gélatine dont le véhicule était du bouillon où avait vécu le
Coli, pensant qu'un tel milieu serait nuisible à ce bacille. Or,
il se trouva encore que, dans ce milieu, le bacille d'Eberth ne
peut pas pousser à l'exclusion du Coli.

Nous n'avons pas réussi, dit M. Vallet, à obtenir un milieu
de culture favorable à l'Eberth, sur lequel le coli ne pousserait
pas. En employant des cultures en bouillon plus ou moins
anciennes de Coli, que l'on filtre et auxquelles on incorpore de
la gélatine ou de la gélose, on obtient un milieu solide sur lequel
ou bien rien ne pousse, ou bien sur lequel l'Eberth ne cultive
pas du tout, alors que le coli végète encore faiblement.

Malgré leurs défectuosités, ces gélatines spéciales peuvent
être utilisées pour l'isolement de l'Eberth et du coli, mais lorsqu'on veut les appliquer à l'eau, c'est à condition de ne pas les
ensemencer directement avec l'eau à analyser. Lorsqu'en effet,

suivant les idées des promoteurs de ces gélatines, on pratique l'ensemencement direct avec l'eau, on court à un échec à peu près certain, parce que cette technique ne met qu'une petite quantité d'eau et que le bacille typhique et, le plus souvent, le Coli lui-même, ne se trouve dans l'eau qu'en quantités très faibles.

Pour obvier aux défectuosités de ces méthodes résultant de la rareté du bacille d'Eberth et de l'impossibilité d'ensemencer en plaques avec une suffisante quantité d'eau, on a plusieurs fois songé à condenser, sous un petit volume, les éléments figurés en suspension. On peut y arriver de diverses manières. Le premier, M. Loir (9) a proposé de filtrer de l'eau à travers un filtre Chamberland et de recueillir le dépôt laissé à la surface de la bougie lequel doit contenir tous les éléments microbiens renfermés dans le volume d'eau filtré. Il fallait un volume considérable d'eau, plusieurs centaines de litres et avec le dépôt il ensemençait des plaques de géla'ine suivant la méthode de Chantemesse et Widal.

Tout dernièrement, M. Vallet a publié une méthode de recherche du bacille d'Eberth dans l'eau, dans laquelle il poursuit le même objectif, par un procédé tout différent. Voici sa méthode :

Il forme un précipité dans l'eau à analyser en ajoutant dans celle-ci quelques gouttes, pour 20 cc. d'eau, de solution d'hyposulfite de soude et d'azotate de plomb. Avec le dépôt, obtenu par la centrifugation, il ensemence des plaques de gélatine directement.

On peut, évidemment, tirer un parti de ces artifices et d'autres du même genre que l'on peut réunir sous le nom de *méthodes de condensation*. Mais nous ne pensons pas qu'il en suffise, dans la plupart des cas, même complétés par l'emploi de gélatines spéciales.

En effet, si la condensation a pour but de rapprocher les éléments de bacilles typhiques qui peuvent se trouver dans l'eau, d'en augmenter le nombre sous un petit volume, elle augmente aussi, dans la même proportion, le nombre des autres éléments microbiens et ceci est un résultat fâcheux. Puisque les gélatines spéciales ne sont pas suffisamment électives, qu'aucune n'est capable d'empêcher le développement de toutes les bactéries qui peuvent accompagner le bacille d'Eberth dans l'eau, on risque fort, tout au moins avec certaines eaux, cela dépend des espèces bactériennes qui s'y trouvent, de voir les colonies du bacille typhique gênées par celles des autres microbes que la condensation de l'eau a rendu très nombreux.

Nous pouvons réunir sous le titre général de *méthodes d'ensemencements directs en gélatines spéciales*, toutes les méthodes précédentes, qui toutes consistent à faire l'ensemencement du milieu solide directement avec l'eau précédée ou non de condensation.

Une autre méthode générale est celle de la *culture en milieu liquide électif*. On ne cherche plus à isoler directement les colonies formées par les éléments du bacille typhique qui peuvent se trouver en suspension dans l'eau, mais on se propose de les faire pulluler dans un milieu liquide, d'une façon plus ou moins élective, en mettant en jeu les mêmes conditions spéciales capables de favoriser ce bacille, relativement aux autres microbes.

En 1891, M. Péré (9) se sert pour l'analyse des eaux d'Alger du bouillon phéniqué. Son principe est de transformer l'eau suspecte en milieu de culture suffisamment nutritif. D'autre part, en ajoutant à ce terrain de culture de l'acide phénique en proportion déterminée, il cherche à nuire au développement des bactéries banales de l'eau, tout en permettant la multiplication du bacillus communis et du bacille d'Eberth. Il applique les propriétés électives de l'acide phénique, prônées par MM. Chantemesse et Widal, mais sous la forme de milieu liquide. Il procède de la manière suivante :

Un litre de liquide à analyser se compose de 100 cc. de bouillon neutre, 50 cc. d'une solution de peptone à 10 0|0, 6 à 700 grammes d'eau suspecte et 1 gr. d'acide phénique. Le liquide obtenu contient donc, par litre, 1 gr. d'acide phénique et 830 grammes d'eau suspecte. On répartit ce liquide en dix récipients stérilisés que l'on met à la température moyenne de 34 degrés. Dès que le liquide est troublé, on l'ensemence dans un tube de bouillon normal qui pourrait déjà donner une culture pure de l'un des organismes que l'on recherche et, d'autre part, deux autres de bouillon phéniqué que l'on met à 34 degrés. Ces deux tubes restent à cette température pendant 6 heures, après quoi on leur fait subir un troisième passage phéniqué. On attend que le liquide des derniers tubes soit trouble, lequel, ensemencé sur bouillon normal, donne une culture pure de coli, de bacille d'Eberth ou un mélange des deux espèces. Péré aurait réussi, par cette méthode, à isoler le Coli et l'Eberth dans une eau diluée au 1 0|0 et ensemencée artificiellement.

Une variante de la méthode Péré est celle de M. Parietti (10) qui a, comme la première, pour base l'acide phénique. Son auteur, partant de cette remarque faite avant lui pour d'autres microbes, fait observer, pour le bacille d'Eberth, que l'acide phénique, capable d'arrêter son développement, dépend, toutes choses égales d'ailleurs, de la quantité de semence introduite, de sorte qu'un même bouillon phéniqué restera limpide quand on y introduira seulement quelques germes, et se trou-

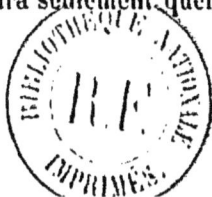

2

blera quand ces germes seront plus nombreux. Il conseille donc pour une recherche de cette nature, d'employer plusieurs bouillons inégalement phéniqués et de les additionner de quantités très variables d'eau suspecte. Il prépare d'abord une solution d'acide phénique contenant 5 gr. de phénol, 4 gr. d'acide chlorhydrique et 100 gr. d'eau distillée.

Dans des tubes d'essai contenant 10 cc. de bouillon de veau stérilisé, on ajoute 3, 6 et 9 gouttes de la solution phéniquée ; chaque goutte équivaut à 1,30 cc.. On les ensemence ensuite par série, avec des quantités graduellement croissantes (1, 2,.. 10 gouttes) de l'eau à examiner. Le bacille typhique, quand il existe, amène, le plus souvent, un trouble au bout de 24 heures. Pour le caractériser, on fait avec ces cultures, des plaques de gélatine, des cultures sur pommes de terre, des colorations, etc.

En 1889, M. le professeur Rodet (11) propose d'avoir recours, comme condition élective, à l'emploi de certaines températures. Dans une note à la Société de Biologie, sur l'importance de la température dans la détermination des espèces microbiennes en général, et spécialement du bacille typhique, en concluant que la température de 44°5-45 degrés serait un bon moyen de différenciation pour le bacille d'Eberth, beaucoup d'autres microbes de l'eau, sinon tous, ne poussant pas à cette température. Partant de là, il propose la méthode suivante pour la recherche du bacille d'Eberth.

On place les bouillons ensemencés avec l'eau à analyser dans une étuve à 44°5-45°. Si, au bout de 48 heures, aucun des ballons n'est trouble, on peut affirmer que le bacille d'Eberth n'existe pas ; si, au contraire, quelques ballons ou tous sont fertiles, ils renferment exclusivement le microbe cherché ou ils contiennent, en même temps, d'autres bactéries banales. On doit, dans tous les cas, agir comme si la culture est impure et ensemencer sur plaques quelques gouttes du bouillon.

En 1890, M. le docteur Vincent (12) (du Val-de-Grâce) a proposé de lui substituer une méthode éclectique tenant à la fois de celle de MM. Chantemesse et Widal et de celle de M. Rodet, tirant parti à la fois de l'action de l'acide phénique et de celle des températures élevées.

On prépare des tubes de bouillon auquel on ajoute de l'acide phénique 5 o|o à raison de 1 goutte pour 2 cc. de bouillon. Les six tubes sont ensemencés avec 5 à 15 gouttes d'eau à analyser et mis à 42°. Avec les tubes fertiles, on ensemence à nouveau en bouillon phéniqué et à 42° (2ᵐᵉ passage). Pas de plaques de gélatine.

Baudi (13) employait une méthode basée sur les mêmes principes. Il mettait en culture une grande quantité d'eau additionnée de bouillon, à la température de 45°, pendant 5 heures, et, partant de là, il faisait une série de cultures en bouillon phéniqué à la même température.

Aucune de ces dernières méthodes ne convient, sans modification, à la recherche du bacille d'Eberth. Toutes sont passibles d'objections graves. La méthode de Parietti met en culture de trop petites quantités d'eau. La méthode de Péré est bonne pour l'isolement du Coli, et, par ce fait même, elle ne convient guère au bacille typhique.

Le bacille coli, sans lequel le bacille d'Eberth ne paraît pas pouvoir se trouver dans l'eau, se cultive plus activement que ce dernier dans le bouillon phéniqué, et les passages successifs, dans ce milieu, ont pour effet, d'accentuer sa prédominance et d'aboutir, à peu près nécessairement, à une sorte d'étouffement du bacille d'Eberth, sans compter qu'on peut même voir, de temps en temps, une autre espèce microbienne se propager dans la série des cultures au détriment du Coli lui-même. En somme, cette méthode convient pour la recherche dans l'eau, non de l'Eberth, mais du Coli. A l'Institut Bouisson-Bertrand, c'est elle qu'on emploie, avec cette variante, qu'on fait plusieurs séries parallèles de cultures en bouillon phéniqué, en partant de quantités diverses de l'eau à analyser (une goutte, 10 gouttes, 10 gr., 100 gr.) pour apprécier la teneur en coli. Or, sur un très grand nombre d'analyses d'eau pratiquées (246) on a trouvé, dans la majorité des eaux analysées, le Coli ; jamais cette méthode n'a permis d'isoler le bacille d'Eberth.

La méthode de M. Rodet est passible du même reproche : bonne pour le coli et non pour le bacille d'Eberth. Aux températures de 45° et 44°, le bacille typhique supporte mal, comme nous le verrons plus loin, la concurrence avec le coli, plus mal encore que dans le bouillon phéniqué. De même, la méthode de Vincent doit être considérée comme une méthode de recherche du Coli. D'autant plus que la série de cultures, sans le milieu électif, doit, comme dans la méthode de Péré, aboutir à l'avantage définitif aux microorganismes le plus tolérants.

Tout récemment, M. Chantemesse a décrit un nouveau procédé de recherche du bacille typhique dans l'eau potable en concentrant celle-ci. Il opère sur six litres d'eau, dont il retire les microbes à l'aide d'une bougie Chamberland dans laquelle on fait le vide. Cette dernière, étant plongée dans l'eau à analyser et en établissant le vide, les microbes resteraient collés à la paroi externe de la bougie, qu'il enlève ensuite à l'eau stérile peptonisée. Cette eau servira à ensemencer un ballon d'eau peptone renouvelée toutes les 12 heures à l'aide d'un dispositif installé à cet effet. Au bout de 12 à 24 heures, le

ballon renfermerait une culture très riche en microbes de l'eau
et du bacille typhique s'il s'y trouvait auparavant. Tout est
centrifugé. Dans le magma du fond des tubes du centrifugeur
seraient toutes les bactéries banales de l'eau, tandis que le bacille d'Eberth, resterait en suspension dans le liquide avec lequel il suffirait d'ensemencer des tubes de gélose phéniquée et
étalée en minces couches dans les tubes, pour avoir des colonies eberthiennes. Par ce procédé, il aurait retiré le bacille
typhique semé artificiellement dans l'eau de Seine, au bout de
15, 30 et 45 jours.

En 1901, M. Cambier (15) a proposé une méthode absolument spéciale basée sur le fait que, suivant lui, le bacille
d'Eberth pourrait au bout de quelques heures, et plus rapidement que les autres microbes, traverser une bougie poreuse (*).

On voit, par ce qui précède, quelle somme d'efforts a donné
la poursuite d'une méthode propre à déceler le bacille
typhique dans l'eau. Répétons en terminant, comme nous
l'avons dit, dans notre chapitre précédent, que malgré des
recherches répétées, les bactériologistes ont réussi rarement à
isoler de l'eau le bacille répondant exactement à la définition
du bacille typhique, tel que nous le connaissons aujourd'hui.

En 1897, Remlinger et Schneider (19) l'auraient trouvé dans

(*) Nous passons sous silence quelques techniques qui ne paraissent pas avoir attiré l'attention. C'est ainsi que Burri (16) conseilla
de substituer aux milieux phéniqués des milieux à réaction fortement alcaline, et Mankowsky (17) proposa un milieu solide dont le
véhicule était une décoction de champignons, comme étant, lui
aussi, favorable à la pullulation du bacille coli et Eberth. Nous
avons eu connaissance, tout dernièrement de la thèse de Brochard (18)
que nous avons cherché, vainement, à nous procurer.

plusieurs échantillons d'eau avec la méthode d'Elsner (Elsner lui-même l'a cherché vainement dans l'eau avec sa gélatine).

En 1898, Merrieux et Carré (20) auraient réussi à le déceler une fois avec la méthode de Péré.

Bandi a prétendu l'isoler d'une eau de puits.

En 1899, Kubler et Neufeld (21) pensèrent avoir isolé le bacille d'Eberth dans une eau de puits en relation d'une épidémie typhique (méth. d'Elsner).

En mars 1901, Fischer et Flatau (22) pensent l'avoir trouvé dans un échantillon d'eau également en rapport avec une épidémie typhique ; chose singulière, simplement par ensemencement direct sur gélatine phéniquée.

Hankin (23) l'aurait isolé dans l'eau, par la méthode de Parietti.

Tout récemment M. Chantemesse affirme à l'Académie de Médecine, qu'avec sa méthode il décèle généralement la présence du bacille d'Eberth dans l'eau de Seine prise au robinet.

Remy l'aurait décelé dans l'eau de la Meuse.

Loësner (24) aurait trouvé dans l'eau de canalisation de Berlin un bacille complètement caractérisé.

Genersich (25) aurait un résultat positif dans l'eau d'une ville au moment d'une épidémie de fièvre typhoïde.

III

EXPÉRIENCES PERSONNELLES

Pour instituer une méthode de recherche du bacille d'Eberth, il faut tenir compte des faits suivants :

1° *Ce bacille est toujours rare dans l'eau.* — Pour ce motif, l'ensemencement sur des milieux solides ne suffit pas, même en employant des milieux spéciaux : gélatine phéniquée, acide, gélatine d'Elsner, etc..., parce qu'on ne peut pas mettre en culture une assez grande quantité d'eau. Certains ont conseillé, il est vrai, d'obvier à cette difficulté par la concentration de l'eau. Nous n'avons pas une expérience suffisante de cette méthode, mais cet artifice ne peut pas suffire, parce que la condensation accumule également les bactéries que l'on veut éviter et dont quelques unes se cultivent dans les différentes gélatines spéciales.

2° Les conditions spéciales, toutes d'ordre « dysgénésique », auxquelles on a eu successivement recours pour l'isolement du bacille d'Eberth, permettent la culture du bacille coli et toutes sont même mieux tolérées par le Coli que par le bacille typhique. De plus, aucune de ces conditions spéciales n'élimine tous les microbes saprophytes qui peuvent se trouver dans l'eau.

3° *Le bacille d'Eberth n'existe dans l'eau qu'accompagné du bacille Coli.* De sorte que, quelle que soit la condition spéciale

que l'on mette en œuvre, c'est toujours ce dernier qu'on trouve
favorisé aux dépens du premier.

D'ailleurs, le bacille Coli lui-même est à considérer, quant à
sa présence dans l'eau et avec ses variétés multiples. Il y a
donc lieu à chercher dans une eau suspecte non pas purement et
simplement le bacille Coli, encore moins d'une façon exclusive
le bacille d'Eberth, qui ne peut pas être isolé sans le précédent,
mais les différentes variétés du bacille Coli et du bacille
d'Eberth ensemble, ou, en d'autres termes, suivant la conception de l'Ecole de Lyon, les différentes variétés du groupe Coli
y compris le type bacille d'Eberth.

En faisant des cultures en série dans des conditions spéciales
soit à des températures dysgénésiques, soit dans du bouillon
phéniqué, comme on le fait dans la méthode Péré, on arrive,
en général, et l'on cherche même à arriver à une culture pure.
En ne conservant qu'une espèce ou une variété, on va à l'en-
contre du but ; le bacille d'Eberth et les variétés fragiles de Coli
sont étouffés par les variétés vivaces de ce bacille.

D'après ce qui précède, il est donc nécessaire de faire usage
des milieux solides (méthode des plaques), mais il ne peut pas
suffire d'ensemencer ceux-ci directement avec l'eau à analyser,
à cause de la rareté des bacilles que l'on recherche et même
après concentration, parce que, comme nous l'avons dit plus
haut, certaines bactéries banales se développent sur ces
milieux.

Il est, par conséquent, indispensable de faire intervenir une
condition qui, soit augmente la proportion des bacilles du
groupe Coli-Eberth, soit diminue les bactéries gênantes. C'est
donc, en tout cas, une condition favorable aux bacilles que
l'on recherche, ou tolérée par eux et nuisible aux autres microbes, qu'il faut employer.

Il faut donc, tout d'abord, faire intervenir une condition de

cet ordre, et, deuxièmement, employer la culture sur plaques.
Parmi les conditions connues pour être relativement favorables aux bacilles du groupe Coli-Eberth, nous avons voulu voir
quel parti on pouvait tirer de la chaleur. Puisque des températures supérieures à 40° (43°-44°-45°) sont mieux tolérées
par le bacille en question que par la plupart des microbes
aquatiles, on pouvait espérer, en exposant l'eau à analyser à
cette température, ou bien faire pulluler ces bacilles et non les
autres microbes, ou bien tuer un certain nombre de ces derniers.

Faut-il pour cela exposer à cette température l'eau pure
ou additionnée de bouillon et, dans quelles proportions ?

Cette question posée, nous avons fait des expériences, dans
le but de préciser la manière dont se comportent le bacille
coli et le bacille typhique dans de l'eau exposée à 43° pure ou
additionnée de diverses quantités de bouillon.

Nous avons agi d'abord avec de l'eau stérilisée, puis avec
de l'eau non stérilisée, que nous avons ensemencée, tantôt
avec du Coli, tantôt avec de l'Eberth, tantôt avec ces deux
bacilles mélangés.

Pour les expériences qui suivent ainsi que pour toutes celles
où il y a eu ensemencement artificiel, nous nous sommes
servi de cultures en bouillon de bacilles d'Eberth et de Coli
du laboratoire.

Ces cultures étaient, généralement, âgées de plusieurs
jours. Nous en prélevions des gouttes ou des anses ou bien
nous faisions des dilutions suivant les expériences. Dans la
suite, nous dirons qu'un tel flacon, tube ou ballon, a été ensemencé avec une ou plusieurs anses au 1/10, 1/100, 1/1000,
1/10.000 d'une culture en bouillon de Coli ou d'Eberth.

Voici ce que cela veut dire : Etant donné une culture en

bouillon, nous en mélangions une goutte à 9 ou 99 gouttes d'eau stérilisée (dilution au 1/10 et au 1/100) ; parfois une goutte le la dilution au 1/100 était ensuite mêlée à 9 ou 99 gouttes d'eau, ce qui nous donnait des dilutions au 1/1000 ou au 1/10.000. L'eau à mettre en expérience recevait alors une ou plusieurs anses de ces dilutions. Le bouillon dont nous nous servions était du bouillon de bœuf neutre peptone (2 0/0). Pour déterminer la teneur en éléments vivants de l'eau mise en expérience avec une ou plusieurs gouttes ou anses de cette eau, nous ensemencions des tubes de gélatine préalablement fondue et coulée sur des plaques. Nous nous sommes servi de boites de Petri. Nous en faisions une avant la mise à l'étuve, immédiatement après l'ensemencement, et d'autres après un séjour plus ou moins long de celle-là à la température choisie.

A. — Expériences avec le bacille coli, dans de l'eau stérilisée, à 43° avec différentes quantités de bouillon.

EXPÉRIENCE I.— Dans trois flacons, n°ˢ I, II et III, contenant chacun 80 cc. d'eau stérilisée, nous avons ajouté : dans les n°ˢ I et III, 1 cc. de bouillon, 4 cc. du même bouillon dans le n° II et avons ensemencé : les n°ˢ I et II, avec une anse de dilution au 1/100 d'une culture de coli. Le n° III est ensemencé avec une anse d'une dilution au 1/1000 de la même culture.

Avant de les mettre à l'étuve, nous faisons avec chaque flacon une culture en gélatine en boîte de Petri, chacune recevant une goutte de l'eau ensemencée.

Après trois heures d'étuve à 43°, nous faisons une seconde culture ; de même après six et trente heures.

Résultats :

Flacons	I	II	III
Avant la mise à 43°.	15	36	4
Après 3 heures à » .	75	55	16
— 6 heures à » .	innombrables	innombrables	223
— 30 heures à » .	»	»	innombrables

Expérience II.— Dans un flacon contenant 180 cc. d'eau stérilisée, nous mettons 2 cc. de bouillon. Nous l'ensemençons ensuite avec une anse d'une dilution au 1/10.000 d'une culture de Coli. Aussitôt l'ensemencement fait, nous faisons une boîte de Petri. Une seconde, une troisième et une quatrième boîtes sont faites après 3, 24 et 50 heures d'étuve à 43°.

Résultats :

Avant la mise à 43°.	stérile.
Après 3 heures à »	—
— 24 heures à »	innombrables.
— 50 heures à »	nombreuses.

Expérience III. — A 80 cc. d'eau stérilisée nous ajoutons 12 cc. de bouillon et l'ensemençons avec une anse d'une dilution au 1/1.000 d'une culture de Coli. Nous faisons une boîte de Petri avant la mise à 43°, d'autres après 3 et 20 heures de séjour.

Les boîtes, faites aussitôt et 3 heures après, sont restées stériles.

Dans la boîte, faite 20 heures après, nous trouvons des colonies nombreuses.

Expérience IV. — Dans un tube contenant 10 cc. d'eau stérilisée nous mettons 1 cc. de bouillon. Après ensemencement avec une anse d'une dilution au 1/10.000 d'une culture de Coli, nous le mettons à 43°. Des boîtes de Petri sont faites, 3, 6 et 9 heures après la mise à l'étuve.

Résultats :

Après 3 heures à 43°	stérile
— 6 heures à »	72 colonies
— 9 heures à »	colonies nombreuses

EXPÉRIENCE V. — Coli cultivé dans les mêmes conditions que dans l'expérience trois.

Résultats :

Avant la mise à 43°	stérile
Après 3 heures à 43°	3 colonies
— 6 heures à »	colonies nombreuses
— 24 heures à »	colonies innombrables

D'après les expériences qui précèdent, nous voyons que le bacille Coli vit et pullule dans l'eau additionnée de bouillon, et exposée à la température de 43°. On le retrouve d'autant plus nombreux que les quantités de semence et de bouillon sont plus grandes ; mais la pullulation se fait à cette température même avec une proportion très faible de matériaux nutritifs. Nous l'avons vu se faire dans de l'eau additionnée de 2 p. 180. Sa végétation parait atteindre son maximum au bout de 24 heures d'étuve ; le nombre des éléments vivants diminue par un plus long séjour ; manifestement, ils souffrent de la prolongation de la température dysgénésique qui les a laissé pulluler.

B. — Expériences avec le bacille d'Eberth dans de l'eau stérilisée à 43°, avec différentes quantités de bouillon

EXPÉRIENCE VI. — Dans un flacon contenant 140 cc. d'eau stérilisée, nous ajoutons 2 cc. de bouillon en l'ensemençant avec une anse de dilution au 1/100 d'une culture de bacille d'Eberth. Nous faisons une boîte avant la mise à 43°. Nous faisons de même après 2 heures et 6 heures de séjour.

Résultats :

Avant mise à 43°	Stérile.
Après 3 h. »	»
» 6 h. »	1 colonie.

Expérience VII. — Un flacon contenant 80 cc. d'eau stérilisée, additionnée de 8 cc. de bouillon ordinaire, est ensemencé avec une anse d'une dilution au 1/1000 d'une culture de bacille d'Eberth. Des cultures sur plaques sont faites aussitôt l'ensemencement, puis, après 3 et 20 heures, à 43 degrés. Toutes les boîtes sont restées stériles.

Expérience VIII. — Dans un flacon contenant 80cc. d'eau stérilisée, nous mettons 12 cc. de bouillon et l'ensemençons avec une anse de dilution au 1/1000 d'une culture de bacille d'Eberth. Avant de le mettre à 43 degrés, nous faisons une boîte de Petri. Nous faisons une seconde après 3 heures, et une troisième après 20 heures de séjour à 43 degrés.

Résultats :

Avant mise à 43° . . . . Stérile.
Après 3 h. à 43° . . . . 1 colonie.
  » 20 h. » . . . . Colonies nombreuses.

Expérience IX. — Un flacon contenant 80cc. d'eau stérilisée, additionnée de 12 cc. de bouillon, est ensemencé avec une anse de dilution au 1/100 d'une culture de bacille d'Eberth, et mis à l'étuve à 43 degrés. Des cultures en plaques sont faites aussitôt l'ensemencement du flacon, puis, après 3, 6 et 24 heures de séjour à 43 degrés.

Résultats :

Avant mise à 43° . . . . Stérile.
Après 3 h. à 43° . . . . 4 colonies.
  » 6 h. » . . . . Très nombreuses colonies.
  » 24 h. » . . . . Colonies innombrables.

Expérience X. — Dans un flacon contenant 100 cc. d'eau stérilisée, nous avons ajouté 20 cc. de bouillon. Après l'avoir ensemencé avec une anse de dilution au 1/1000 d'une culture d'Eberth, nous l'avons porté à l'étuve, à 43 degrés. Boîtes de Petri, après 3, 6, 9 et 24 heures, avec dix, une et une gouttes.

Les boîtes faites après 3, 6 et 9 heures sont stériles. Dans celle faite après 24 heures, nous trouvons de nombreuses colonies.

D'après ces expériences, nous voyons que le bacille d'Eberth pousse également dans de l'eau stérilisée, additionnée de bouillon, et exposée à 43 degrés; mais il exige une plus forte proportion de matière nutritive que le Coli. Si l'on se contente d'ajouter une petite quantité de bouillon, le bacille d'Eberth ne pousse pas à cette température, tandis que le Coli pullule abondamment.

EXPÉRIENCE XI. — Dans un flacon contenant 180 cc. d'eau stérilisée, nous avons ajouté 55 cc. de bouillon. Après l'avoir ensemencé avec une anse de dilution au 1|1000 et au 1|10 de cultures de Coli et d'Eberth, nous l'avons exposé à 43 degrés.

Après 3, 6, 9, 20, 24 et 27 heures d'étuve, nous avons fait des cultures en boîtes de Petri.

De ces différentes boîtes, nous avons isolé des colonies dans du bouillon lactosé. Toutes nous ont donné une réaction acide caractéristique du bacille Coli. Pas d'Eberth.

EXPÉRIENCE XII. — Dans un tube contenant 10 cc. d'eau stérilisée, nous mettons 1 cc. de bouillon, en l'ensemençant avec une anse d'une dilution au 1|1000 et au 1|10.000 des cultures d'Eberth et de Coli. Après un séjour de 3, 6, 9 et 24 heures, à 43 degrés, nous faisons des cultures en boîtes.

Trois jours après, nous isolons des boîtes faites après 6 et 9 heures, des colonies dans du bouillon lactosé. Sur 5 colonies isolées, 3 ont donné des gaz et une réaction acide au tournesol. 2 ont donné une teinte intermédiaire entre le rouge franc et le violet. Nous les avons considérées comme des colonies de bacille typhique.

EXPÉRIENCE XIII. — Un flacon contenant 80 cc. d'eau stérilisée et additionnée de 12 cc. de bouillon est ensemencé avec une anse de dilution au 1|100 d'une culture de bacille d'Eberth et avec une anse de dilution au 1|1000 d'une culture de bacille Coli.

Nous faisons des cultures en plaques avant la mise du flacon à l'étuve et après 3, 6 et 24 h. de séjour à 43°.

Résultats :

> Avant la mise à 43°. . .   4 colonies
> Après 3 h.   — . . .   20   —
>   — 6 h.   — . . .   Colonies nombreuses
>   — 24 h.   — . . .   —   —

Des boîtes ensemencées après 6 et 24 h. nous isolons des colonies sur gélatine. Les cultures sur celles-ci sont portées en bouillon lactosé. Toutes ont donné des gaz et une réaction acide. Donc nous n'avons pas pu déceler le bacille d'Eberth.

Expérience XIV. — Un flacon contenant 80 cc. d'eau stérilisée additionnée de 12 cc. de bouillon est ensemencé avec une anse de dilution au 1|1000 d'une culture de Coli et une anse de dilution au 1|100 d'une culture d'Eberth.

Boîtes de Petri après 3, 6, 9 et 24 h. de séjour à 43°.

Résultats :

> Après 3 h. à 43°. .   2 colonies
>   — 6 h. — . .   30   —
>   — 9 h. — . .   Très nombreuses colonies
>   — 24 h. — . .   Colonies innombrables

Isolement sur agar ordinaire de quelques colonies provenant de boîte ensemencée après 24 h. En lactose, deux des cultures sur agar ont donné une teinte vineuse et deux une teinte violette. Examinés au microscope à l'état frais, les éléments de toutes ces cultures étaient très mobiles, courts et assez minces. Les autres quatre ont donné, en bouillon lactosé, des gaz, une réaction acide au tournesol et ont coagulé le lait.

Expérience XV. — Dans deux flacons, i et ii, contenant chacun 100 cc. d'eau stérilisée nous avons ajouté 20 cc. de bouillon. Le n° i nous l'avons ensemencé avec une anse de dilution au 1|10.000 d'une culture de Coli et une anse d'une dilution au 1|1000 d'une culture d'Eberth.

Nous avons ensemencé le n° ii avec 10 anses des mêmes dilutions.

Boîtes de Petri avec dix, une goutte et une anse, après 3, 6, 9 et 24 h. de séjour à 43°.

Résultats :

	flacon ı	flacon ıı
Après 3 h. à 43°.	Stérile	13
— 6 h. — .	—	18
— 9 h. — .	8 colonies	1
— 24 h. — .	très nombreuses colonies	nombreuses colonies

Isolement de colonies de la boîte après 24 h., flacon ı, sur agar, pommes de terre, lait. Agar : aspect Coli pour les trois colonies isolées. Pommes de terre : aspect d'une culture de bacille d'Eberth pour une sur trois isolées. Lait : partout coagulation.

Colonies isolées des boîtes provenant du flacon ıı, aspect partout Coli. Donc Eberth non retrouvé.

Expérience XVI. — Un flacon contenant 100 cc. d'eau stérilisée additionnée de 20 cc. de bouillon est ensemencé avec une anse d'une dilution au 1|10.000 d'une culture de Coli et avec une anse d'une dilution au 1|1000 d'une culture d'Eberth.

Plaques après 24 h. avec 5 gouttes ; de même après 17 et 24 h. à 43°.

Nous isolons des colonies provenant des boîtes après 24 h. à 43° sur agar. Avec les cultures sur ce dernier milieu, nous ensemençons des tubes de lait. Sur ces six colonies isolées, une seulement ne l'a pas coagulé.

Les colonies isolées de la boîte ensemencée après 24 h. de séjour du flacon à 43°, ont toutes coagulé le lait. Sur agar, ces colonies ont l'aspect des cultures de Coli.

Nous avons donc retrouvé le bacille d'Eberth (1 colonie sur 9 isolées) après 14 h. de culture en présence du bacille Coli.

En somme, sur six expériences, le bacille d'Eberth a été retrouvé trois fois : deux fois après 6 et 9 h. et une fois après 24 h. quoique l'ensemencement en Eberth ait toujours été plus abondant qu'en Coli.

En culture mixte à 43°, le Coli pullule donc abondamment, pour l'Eberth la pullulation est nulle ou très limitée.

C. — Expériences avec les bacilles d'Eberth et Coli dans de l'eau non stérilisée à 43°, avec bouillon

Expérience XVII. — Un tube contenant de l'eau de Montpellier et bouillon, parties égales, est ensemencé avec une anse de dilution au 1/1000, d'une culture d'Eberth et mis à 43°. Après 48 heures de séjour à 43°, le flacon est tenu à la température du laboratoire. Après 24 heures à 43°, nous observons un léger voile blanc à la surface du tube.

Boîtes de Petri, après 5 et 24 heures, avec une goutte. Une autre est faite après 6 heures de température du laboratoire.

Résultats : Dans la boîte ensemencée après 5 heures à 43°, nous trouvons 150 colonies, quelques-unes des superficielles sont étalées et minces ou brillantes et sphériques ; plus une liquéfiante. Nous isolons sur agar trois des colonies superficielles. Avec ces dernières cultures, nous ensemençons trois tubes de lait et trois tubes de bouillon lactosé. Lait : pas de coagulation. Lactose : deux fertiles sans gaz et à réaction neutre pour l'un et alcaline pour l'autre au tournesol. Le troisième a un voile blanc de subtilis. Des trois colonies isolées, nous considérons l'une comme étant du bacille d'Eberth.

Expérience XVIII. — Nous ensemençons un tube contenant moitié eau ordinaire et moitié bouillon avec une anse de dilution au 1/1000 d'une culture de Coli et une anse de même dilution d'une culture d'Eberth.

Nous faisons des cultures en plaques après 5 et 24 heures de séjour à 43°. Après ce temps, nous plaçons le tube à la température du laboratoire ; après 6 heures, nous faisons une autre boîte.

Résultats :

Après 5 h. à 43°.   Très nombreuses colonies non liquéfiantes, type Coli-Eberth.

— 24 h. —   Colonies nombreuses, comme les précédentes.

6 h. de temp. du laboratoire.   Comme après 5 h. à 43°.

Nous caractérisons les colonies pour une de ces boîtes (celle après 24 heures) ; elles se comportent comme des cultures de Coli ; toutes coagulent le lait.

Les colonies de Coli isolées ne peuvent pas être toutes des colonies du colibacille préexistant dans l'eau, parce que dans une expérience, qui trouve sa place ailleurs, faite avec de la même eau, et au même moment que celle-ci, mais sans ensemencement artificiel, nous trouvons :

Avant la mise à 43°. 4 colonies, type Coli-Eberth, et plusieurs liquéfiantes.

Après 5 h. à 43°. . . 26 colonies, type Coli-Eberth, et 2 liquéfiantes.

Donc, après 48 heures d'étuve à 43° et 6 heures de température du laboratoire, il n'y a plus de liquéfiantes. Mais quelques autres bactéries aquatiles, notamment le bacille subtilis, supportent cette température et y pullulent. En outre, il résulte de ces deux expériences qu'on ne peut guère espérer faire pulluler ensemble, le bacille d'Eberth avec le Coli, ou du moins, le premier en présence du second. En effet, dans l'expérience XVIII, nous ne trouvons plus le bacille typhique, après 24 heures en culture avec le Coli

Nous avons alors songé à exposer l'eau à la température de 43°, *sans addition de bouillon,* afin de ne pas provoquer la pullulation du bacille Coli au détriment du bacille d'Eberth. Mais cela suppose que l'exposition pure et simple de l'eau à cette température peut suffire à détruire les bactéries gênantes, tout au moins en partie.

Nous avons fait pour cela une série d'expériences pour déterminer quelle est l'influence de la température de 43° et des températures voisines, sur l'ensemble des bactéries aquatiles.

D. — Expériences montrant l'influence des températures dys-génésiques sur les bactéries de l'eau. Action épurante de ces températures.

EXPÉRIENCE XIX. — Un tube contenant de l'eau du robinet additionnée de bouillon est mis à 43° pendant 48 heures, puis laissé à la température du laboratoire.

Plaques avant la mise à l'étuve, après 5 et 24 heures à 43°, et après 6 heures de température du laboratoire.

Résultats :

Avant la mise à 43°. . . . . 4 colonies et plusieurs liquéfiantes.

Après 5 heures — . . . . 26 colonies et 2 liquéf.

— 24 h. — . . . . Nombreuses colonies.

— 6 h. à température du laboratoire. Nombreuses colonies, divers types Coli-Eberth.

De cette dernière boîte nous avons caractérisé sur agar, pommes de terre, bouillon glycosé et gélatine 3 colonies. L'une s'est comportée sur ces différents milieux comme une culture de bacille subtilis, les deux autres nous ont donné des caractères d'une culture de Coli.

D'après cette expérience ainsi que d'après les deux précédentes, nous voyons que les microbes susceptibles de donner des colonies liquéfiant la gélatine sont en grande partie détruits après un séjour de 48 heures à 43°, ou, du moins, que les microbes non liquéfiants, et notamment le Coli, prennent sur eux le dessus.

EXPÉRIENCE XX. — Un tube contenant de l'eau du robinet est ensemencé avec une culture de bacille d'Eberth et placé à 43 degrés. Nous verrons plus loin ce que nous a donné la recherche du bacille d'Eberth. Après 24 heures de séjour à 43°, une boîte de Pétri est faite. Elle est restée stérile ; les bactéries de l'eau étaient donc détruites.

EXPÉRIENCE XXI. — Un tube contenant de l'eau du robinet est mis à 42°. Plaques avant la mise et après 4 heures de séjour.
Résultats :

Avant la mise à 42°. . 230 colonies et une moisissure.
Après 4 heures — . 3 colonies, une liquéfiante, plus une moisis.

EXPÉRIENCE XXII. — Dans quatre petits tubes capillaires stérilisés, nous mettons 40 à 50 gouttes d'eau du robinet. Nous les portons ensuite au bain-marie à 40°50. Nous faisons une plaque avec cinq gouttes de cette même eau avant le chauffage, puis de même avec l'eau des tubes capillaires ayant séjourné au bain-marie, respectivement : 1, 2, 3 et 4 heures.
Résultats :

Avant la mise à 40° 50. 21 colonies, 2 moisissures et une liquéfiante.
Après 1 heure à » 11 colonies, 1 moisissure et une liquéfiante.
— 2 heures à » 8 colonies.
— 3 heures à » 7 —
— 4 heures à » 5 —

EXPÉRIENCE XXIII. — Dans cinq petits tubes capillaires, nous mettons 40 à 50 gouttes d'eau de Montpellier. Avant de les mettre au bain-marie à 40°, nous faisons une plaque avec cette même eau ; puis après une 1/2 h., 1, 2, 3 1/2 et 4 h. 1/2 de séjour à 40°.
Résultats :

Avant la mise à 40°. 80 colonies, plus 10 liquéfiantes.
Après 1/2 heure à » Colonies innombrables variées.
— 1 heure à » Plus de 300 colonies et une moisissure.
— 2 heur. à » 300 colonies, une moisissure et une liquéfiante.

Après 3 h. 1|2 à 40°   Environ 300 colonies variées.
— 4 h. 1|2 à »   100 colonies.

Sous l'influence du chauffage, il y a donc eu, dans ce cas, d'abord pullulation, puis diminution du nombre des microbes vivants.

EXPÉRIENCE XXIV. — Même expérience que la précédente. Plaques avant et après 2, 4 et 6 h. à 40°
Résultats :

Avant la mise à 40°. . . . . 9 colonies
Après 2 heures à ». . . . . 7 —
— 4 heures à ». . . . . 7 —
— 6 heures à ». . . . . 2 —

EXPÉRIENCE XXV. — Eau du robinet à 39°. Plaques avant et après 2, 4 et 6 heures à cette température, avec 5 gouttes.
Résultats :

Avant la mise à 39°. . . 191 colonies dont 10 de Coli (?)
Après 2 heures à ». . . 119 — dont 6 de Coli.
— 4 heures à ». . . 94 — dont 6 de Coli
— 6 heures à ». . . 90 — dont 11 de Coli.

Nous considérons certaines colonies comme pouvant être du Coli, seulement d'après leur examen au microscope, avec le faible grossissement.

EXPÉRIENCE XXVI. — Nous exposons dans des tubes capillaires stérilisés de l'eau du robinet à 38°50 dans un bain-marie.
Boîtes de Petri, après une 1/2, 1, 2 et 3 h. 1/2 au bain-marie.
Résultats :

Après 1/2 h. à 38°50. . . 54 colonies, plus 1 liquéfiante.
— 1 h. — . . . 70 colonies, plus 2 liquéfiantes.
— 2 h. — . . . 60 colonies, pas de liquéfiantes.
— 3 h. 1/2 — . . . 9 colonies.

Il résulte de ces expériences que les bactéries aquatiles supportent mal les températures élevées. Non seulement, comme on le savait déjà, dans l'eau rendue nutritive par addition de bouillon et exposée aux températures de 43°, 42°, la plupart des bactéries aquatiles ne pullulent pas, mais encore l'exposition de l'eau à ces températures suffit à tuer une partie des éléments microbiens qui y sont en suspension.

Cette épuration de l'eau se produit même à des températures moins élevées, puisque nous voyons, dans nos expériences qui précèdent, des températures de 41°, 40°, 39° et 38°50 suffire à abaisser en quelques heures le nombre des bactéries aquatiles vivantes.

Un fait qui nous a frappé dans nos expériences consiste en ce que, comme nous l'avons vu, du moins dans les expériences XXIII (à 40°) et XXVI (à 38°50), il peut se faire dans une première phase une pullulation dans l'eau pure chauffée, suivie d'une décroissance du nombre des éléments microbiens. D'autres fois, expériences XXIV (à 40°) et XXV (à 39°), nous n'observons pas une phase de pullulation, mais une décroissance graduelle; on comprend aisément que, suivant la nature des espèces bactériennes dans les échantillons d'eau mis en expérience, elles se comportent diversement.

Nous voyons, en somme, que nous pouvons espérer déterminer une certaine épuration de l'eau en bactéries banales, par la simple exposition pendant plusieurs heures à des températures entre 39° et 43°.

Il était donc nécessaire de nous renseigner sur l'influence de ces températures, tant sur le Coli que sur le bacille d'Eberth en suspension dans l'eau, sans addition de matières nutritives. Dans ce but, nous avons fait les expériences suivantes :

E. — Expériences sur le bacille d'Eberth dans de l'eau stérilisée ou non, à 42° et 43°.

EXPÉRIENCE XXVII. — Nous ensemençons un tube contenant de l'eau du robinet avec une anse d'une culture d'Eberth et le plaçons ensuite à 42°. Avant la mise à l'étuve, nous faisons une plaque avec une anse de l'eau ensemencée, puis une autre après 4 heures de séjour à 42°.

Résultats :

Avant la mise à 42°. . . . . 100 colonies, quelques liquéfiantes
plus 5 moisissures.
Après 4 heures à 42°. . . . 1 colonie.

Donc, grande diminution des microbes de l'eau et du bacille typhique à 42°, après 4 heures.

EXPÉRIENCE XXVIII. — Un tube contenant de l'eau du robinet est ensemencé avec une goutte d'une culture de bacille d'Eberth et mis à 43°. Plaques avec gélatine phéniquée, avant la mise et après 7 et 24 heures de séjour à l'étuve.

Résultats :

Avant la mise à 43°. . . . . . Un millier de colonies,
plus 6 liquéfiantes.
Après 7 heures à 43° . . . . . 7 colonies.
— 24 heures à 43° . . . . . Stérile.

Les colonies de la boîte ensemencée avec une anse de la culture avant d'être portée à l'étuve, sont minces, transparentes, ont tout à fait l'aspect de colonies d'Eberth. Il est fort probable qu'elles en sont, vu l'ensemencement riche du tube en bacilles d'Eberth. De plus cette boîte a été ensemencée avec une anse de la culture en expérience. Or, jamais des boîtes ensemencées rien qu'avec une anse et même avec 3 et 5 gouttes de l'eau du robinet seule ne nous ont donné un nombre si considérable de colonies.

Les quatre colonies isolées de la boîte faite après 7 heures à 43°, se sont comportées en bouillon lactosé, en lait et sur pommes de terre comme des cultures du bacille d'Eberth. Le lactose n'a pas fermenté et a donné une réaction neutre au tournesol ; le lait n'a pas été coagulé et les colonies sur pommes de terre étaient minces et à peine visibles.

Donc, après 7 heures de séjour à 43°, le bacille d'Eberth a beaucoup souffert, puisque la gélatine phéniquée le décèle, très peu nombreux.

EXPÉRIENCE XXIX. — Eau du robinet 10 cc. est ensemencée avec une anse d'une dilution au 1/100 d'une culture de bacille d'Eberth et mise à 43°. Boîtes avant et 8 heures après la mise à l'étuve.
Résultats :

Avant la mise à 43°.	Nombreuses colonies.
Après 8 heures à 43°.	Stérile.

Ces trois expériences nous montrent que le bacille d'Eberth supporte mal la température de 43° dans l'eau ordinaire. Nous ne l'avons pas décelé après 8 heures de séjour à cette température.

EXPÉRIENCE XXX. — Nous ensemençons un flacon contenant de l'eau stérilisée, avec une goutte d'une culture de bacille typhique. Aussitôt l'ensemencement fait, nous faisons, avec ce flacon une boîte de Petri ; d'autres sont faites avec 5 gouttes après 6 et 24 heures de séjour à 43°.
Résultats :

Avant la mise à 43°. . . .	91 colonies.
Après 6 heures —	6 colonies.
Après 24 heures —	Stérile.

EXPÉRIENCE XXXI. — Un flacon contenant 50 cc. d'eau stérilisée est ensemencé avec une anse d'une culture de bacille typhique et mis à 43°.

Boîtes de Petri avec 10 et 20 gouttes après 6 et 20 heures d'étuve.

Résultats :

Après 6 h. à 43°	—	Stérile.	
» 20 h. »	—	»	

Ces deux expériences nous apprennent que le bacille d'Eberth ne pullule pas dans l'eau stérilisée à 43° et y meurt très rapidement. Après 6 heures d'étuve à cette température, il est à peine représenté par quelques éléments malgré des ensemencements abondants des flacons : 1 goutte (Exp. XXXII) et une anse (Exp. XXXIII).

Ces derniers faits nous ont amenés à étudier la question connexe, de savoir comment se comportent les bacilles coli et typhique dans l'eau pure stérilisée à des températures plus favorables. Dans ce but, nous avons fait les expériences suivantes :

F. — Expériences sur le séjour des bacilles coli et typhique dans l'eau stérilisée, sans bouillon, à la température ambiante et à 37°, séparément ou ensemble.

EXPÉRIENCE XXXII. — Deux flacons contenant 50 cc. d'eau stérilisée reçoivent chacun une anse d'une dilution au 1/100 d'une culture de coli. L'un, numéro I, nous le plaçons à la *température ambiante* du laboratoire ; nous mettons le numéro II à l'étuve à 37°.

Nous faisons des plaques avec ces flacons aussitôt après leur ensemencement et puis après 3, 5, 8, 12, 17, 23, 30 et 40 jours.

Résultats :

	Fl. I *(temp. amb.)*	Fl. II *(temp. 37°).*
Aussitôt après l'ensemenc.	188 colonies . .	151 colonies.
Après 3 jours — .	nomb. colonies.	nombreuses colonies, plus nomb. que fl. I.
Après 5 jours — .	très nomb. col.	colonies nombreuses comptables.
Après 8 jours — .	très nomb. col.	colonies nombreuses comptables.
Après 12 jours — .	100 col. envir.	31 colonies.
Après 17 jours — .	très nomb. col.	30 —
Après 23 jours — .	très nomb. col.	58 —
Après 30 jours — .	161 colonies .	97 —
Après 40 jours — .	colon. innombr	35 —

D'après cette expérience, nous voyons que le Coli peut se multiplier abondamment dans l'eau ordinaire stérilisée (sans autre addition de matières nutritives que celle qu'apporte l'ensemencement), à la température ambiante. Il prolifère, pendant les premiers jours ; après survient, assez brusquement, une diminution du nombre des éléments vivants. Chose singulière, nous observons ensuite de nouvelles phases alternatives d'augmentation et de diminution. A 37°, il se fait d'abord une pullulation active, après quoi et plus tôt qu'à température basse, le nombre des éléments vivants diminue et tombe à des chiffres très bas, pour subir ensuite quelques oscillations, mais beaucoup moins qu'à la température du laboratoire. Finalement, au bout de 40 jours, nous le trouvons vivant dans l'eau, plus abondant à la température ambiante qu'à 37°.

EXPÉRIENCE XXXIII. — Deux flacons, numéros I et II, contenant de l'eau stérilisée, sont ensemencés, chacun, avec une anse d'une dilution au 1/10 d'une culture de bacille d'Eberth. Le numéro I est laissé à la *température ambiante ;* le numéro II est porté à 37°. Boîtes de Petri, après 20 heures, 3, 5, 10, 15, 21, 28 et 35 jours.

Résultats :

		Fl. I (t. amb.)	Fl. II (t. 37°).
Après 20 heures. . .	28 colonies	27 colonies.
» 3 jours . . .	29 »	3 »
» 5 » . . .	51 »	5 »
» 10 » . . .	41 »	1 »
» 15 » . . .	37 »	stérile.
» 21 » . . .	15 » .	»
» 28 » . . .	stérile.	»
» 35 » . . .	stérile.	»

Il résulte de là que le bacille typhique mis dans l'eau ordinaire stérilisée ne se comporte pas tout à fait comme le Coli. Il peut, cependant, lui aussi, y pulluler, du moins à la température ambiante, mais d'une façon très restreinte et, après cette phase de légère augmentation, nous le voyons diminuer graduellement pour ne disparaître qu'après quatre semaines. A 37°, nous n'avons pas observé de pullulation. La décroissance est plus rapide et la persistance moins longue.

EXPÉRIENCE XXXIV. — Nous ensemençons un flacon, contenant de l'eau stérilisée, avec des cultures de Coli et d'Eberth et le laissons à la *température du laboratoire.*

Nous faisons des plaques, aussitôt l'ensemencement et après 24 h., 90 h. ; 18 et 38 jours.

De toutes ces boîtes nous isolons des colonies sur agar, pommes de terre, lait et bouillon lactosé.

Résultats :

De la boîte après 24 heures. Sur 4 colonies isolées, 3 nous ont donné, sur ces différents milieux, des caractères de cultures de bacille d'Eberth, et 1, des caractères de culture de colibacille.

De la boîte après 90 heures. 1 Eberth et 6 Coli.
—   —   17 jours.   —   3 —
—   —   38 —   4 coli sur quatre colonies isolées.

Nous avons donc retrouvé le bacille typhique, en culture avec le colibacille, après 17 jours, peu nombreux, il est vrai. Dans la boîte faite après 38 jours, nous n'avons pu isoler que du Coli. Celui-ci y était en colonies nombreuses et nous pensons que sa prédominance n'est pas étrangère à la disparition de l'Eberth.

Expérience XXXV. — Nous ensemençons un flacon, contenant de l'eau stérilisée, avec une anse d'une culture de colibacille. Nous le plaçons ensuite à 43 degrés.

Nous faisons des boîtes de Petri, avant la mise à l'étuve, et après 18, 48 et 90 heures de séjour.

Résultats :

Avant la mise à 43°. .	Très nombreuses colonies.	
Après 18 h. — . .	—	—
— 48 h. — . .	20 colonies.	
— 90 h. — . .	Stérile.	

Cela nous montre que le Coli est encore vivant après 18 heures à 43° et ne paraît pas avoir diminué. Il est moins nombreux après 48 heures et disparaît après 90 heures de séjour à 43°

Nous avons d'ailleurs vu, dans plusieurs expériences précédentes, concernant l'influence de 43° sur les bactéries aquatiles, que le séjour de l'eau pendant 24 heures à cette température laissait vivants les éléments bacilles coli préexistant dans cette eau. Les exemples d'analyse qui seront cités plus loin démontrent également d'une façon péremptoire que, dans l'eau pure (sans matières nutritives), le bacille coli paraît rester intact après 24 heures et ne souffre que d'une exposition prolongée.

EXPÉRIENCE XXXVI. — Un tube d'eau stérilisée est mis au bain-marie à une température variant entre 38° et 39°, après ensemencement avec une goutte d'une culture de bacille d'Eberth.

Des plaques sont faites avant la mise du tube au bain-marie et après 2, 4, 6 et 25 heures de séjour.

Résultats :

Avant la mise à 38°-39°. . .	600 colonies environ.	
Après 2 h. — . . .	»	—
— 4 h. — . . .	1050	—
— 6 h. — . . .	4000	—
— 24 h. — . . .	colonies innombrables.	

Nous voyons donc, d'après cela, que la température de 38°-39° a été favorable à la pullulation du bacille typhique.

Il résulte de ce qui précède que la méthode qui consiste à exposer l'eau à analyser à la température de 43°, ou aux températures voisines, avec ou sans addition de bouillon, puis en faire des plaques de gélatine, ne remplirait pas absolument le but.

Elle convient cependant pour la recherche du colibacille, et même elle permet, déjà mieux que les cultures en séries, d'isoler dans une eau plusieurs variétés de ce bacille, mais elle ne suffit pas pour le bacille typhique et les variétés peu vivaces du bacterium coli.

En effet, si l'on met l'eau en culture à cette température, avec du bouillon, le Coli pullule beaucoup plus abondamment et plus rapidement que le bacille d'Eberth. De sorte que, dans les cultures sur plaques, on aura beaucoup de chance de ne pas trouver ce dernier. Si, d'autre part, on expose l'eau à cette température, *sans bouillon*, le bacille d'Eberth, ou du moins, les individus les plus fragiles de ce bacille meurent rapidement.

Il est donc nécessaire, pour respecter le bacille typhique, d'employer des températures moins élevées, 42°, 41° qui, nous l'avons déjà vu, sont nuisibles aux diverses bactéries aquatiles, ou bien d'abréger beaucoup le temps d'exposition à 43°. Dans l'un et l'autre cas, les bactéries gênantes ne sont pas suffisamment anéanties.

De là, l'idée de faire intervenir une autre condition élective susceptible, tout en respectant les bacilles du groupe Coli-Eberth, de nuire aux autres microbes et particulièrement à ceux que la chaleur respecte.

Nous avons alors pensé à combiner l'emploi de l'acide phénique avec la chaleur. Nous avons remarqué, en effet, que quelques variétés, tel que le subtilis, qui sont respectées par la température de 43° (même il pullule jusqu'à 46° et au delà) sont très sensibles à l'acide phénique.

Nous ne devions pas nous arrêter à une méthode consistant à faire intervenir l'acide phénique en même temps que la chaleur, en faisant une culture dans du bouillon phénique, à une température dysgénésique. Nous avons vu, dans notre chapitre d'historique, que c'est là la base de la méthode de Vincent.

Cette méthode peut bien convenir à la recherche du Coli, mais nous ne la jugeons pas convenable pour le bacille d'Eberth. Nous avons vu, en effet, d'après nos expériences précédemment exposées, que même, sans acide phénique, le bacille typhique pousse mal dans le bouillon à 43°, en présence du colibacille, et, qu'on a les plus grandes chances de voir ainsi étouffés ce bacille et les formes fragiles de Coli, par les formes vivaces de ce dernier. A plus forte raison, en faisant intervenir simultanément l'acide phénique et la chaleur, risquerait-on de voir le bacille d'Eberth très mal traité. Nous trouvons, cependant, plus loin, une expérience, dans laquelle, nous

avons décelé le bacille typhique dans une culture mixte d'E-
berth et de Coli dans du bouillon phéniqué à 43° (expér. 42).

Mais il faut remarquer qu'il s'agissait d'un ensemencement
abondant en bacille d'Eberth ; et on peut se demander si l'on
n'était pas tombé, par hasard, sur une colonie formée par les
bacilles introduits eux-mêmes. Admettons, cependant, qu'il y
ait pu avoir culture du bacille typhique, dans ces conditions;
nous considérons le succès comme exceptionnel et cette condition comme certainement défavorable au bacille en question.

Renonçant à faire agir simultanément l'acide phénique et
la chaleur, nous avons pensé à les faire intervenir l'un après
l'autre, en faisant d'abord un passage de l'eau pure à 43 degrés,
puis une culture en bouillon phéniqué, à une température
engénésique.

Nous avons alors conçu la méthode suivante :

1er temps. — Exposition de l'eau, telle quelle, à 43 degrés,
ou mieux, à 42 degrés, pendant quelques heures. On peut agir
sur une quantité aussi grande que l'on veut.

2me temps. — Après cette exposition, l'eau est mélangée à
du bouillon phéniqué de telle sorte que la teneur du mélange,
en acide phénique, soit de 1 ‰ (*). Ce mélange est mis à
l'étuve à 37 degrés.

Après un séjour de 24, 48 heures, on fait des isolements
sur plaques de gélatine. Pour cela, on emploie de la gélatine
phéniquée, pour plus de sécurité.

Cette méthode suppose que l'Eberth et le Coli peuvent pousser

---

(*) Il est important, comme le fait d'ailleurs remarquer Chantemesse, d'employer une solution phéniquée récemment préparée et
bien titrée et de phéniquer le bouillon au moment de l'ensemencement, les solutions anciennes perdant leur propriété empêchante.

ensemble, à une température eugénésique, dans du bouillon même phéniqué. Il s'agissait de nous en assurer.

Nous avons donc fait des expériences de cultures mixtes de bacilles coli et typhique, soit à 37°, soit à la température ambiante, les unes dans du bouillon simple, les autres dans du bouillon phéniqué.

G. — Expériences sur le Coli et sur l'Eberth en culture mixte dans du bouillon simple.

EXPÉRIENCE XXXVII. — Avec quatre gouttes d'une culture de bacille d'Eberth et une goutte d'une culture de Coli, nous ensemençons un ballon contenant 100 cc. de *bouillon ordinaire*. Nous le laissons *à la température du laboratoire* en faisant des boîtes de Petri après 24 et 48 heures.

De la boîte faite après 24 heures, nous caractérisons sur pommes de terre et lactose huit colonies. Cinq ont donné en lactose des cultures à réaction acide, au tournesol, avec gaz. Trois ont donné des cultures sans gaz et une réaction neutre. Sur pommes de terre, nous avons obtenu, pour les cinq cultures à réaction acide en lactose, des colonies épaisses jaunâtres et, pour les trois à réaction neutre, des colonies caractéristiques de bacille d'Eberth.

Nous avons, par conséquent, retrouvé le bacille typhique.

EXPÉRIENCE XXXVIII. — Un ballon contenant 200 cc. de bouillon est ensemencé avec une goutte d'une culture de Coli et 4 gouttes d'une culture d'Eberth, et mis à 37°.

Boîtes de Petri après 24 et 48 heures.

Après 24 heures à 37°. . colonies nombreuses, (300 environ)
— 48 heures » » . . plus nombreuses colonies.

Isolement de colonies des deux boîtes sur gélatine glycosée et tournesolée, ensemencées en piqûre. Colonies, obtenues sur ce milieu, identiques comme aspect, rougissement de la gélatine, sans gaz, partout. Eberth donc non décelé.

H. -- Expériences sur les bacilles coli et typhique mêlés dans du bouillon phéniqué

EXPÉRIENCE XXXIX. — Nous ensemençons un ballon contenant 150 cc. de *bouillon phéniqué* avec 4 gouttes d'une culture d'Eberth et une goutte d'une culture de Coli. Nous laissons le ballon à *la température ambiante*. Nous faisons des cultures en plaques après 24 et 48 heures.

De la boîte après 24 heures, nous isolons des colonies en lactose et sur pommes de terre. Sur quatre colonies isolées, deux nous ont donné, en lactose, une réaction acide et deux une réaction neutre au tournesol; sur pommes de terre, les deux colonies à réaction neutre, au tournesol, nous ont donné des cultures minces à aspect de cultures d'Eberth. Les autres deux ont donné des colonies épaisses, brun-jaunâtre.

Nous avons donc isolé le bacille d'Eberth de cette culture mixte après 24 heures de contact. Il avait pullulé en présence du Coli dans du bouillon phéniqué.

EXPÉRIENCE XL. — Nous ensemençons un ballon contenant 150 cc. de bouillon phéniqué avec quatre gouttes d'une culture d'Eberth et une goutte d'une culture de Coli.

Nous le mettons ensuite à l'étuve à 37°. Boîtes de Petri après 24 et 48 heures de séjour. Nous isolons, sur pommes de terre et dans du bouillon lactosé, 6 colonies de la boîte après 24 heures.

Bouillon lactosé, cultures à réaction acide au tournesol, partout.

Pommes de terre. — Aspect de cultures de Coli pour quatre colonies, un peu moins caractéristique pour deux.

EXPÉRIENCE XLI. — Un ballon contenant 100 cc. de *bouillon phéniqué* (1|1000) est ensemencé avec 4 gouttes d'une culture d'Eberth et 1 goutte d'une culture de Coli et *laissé à la température de laboratoire*. Plaques après 24, 48 et 72 h. de séjour à *la température ambiante*.

Des plaques après 24 et 48 h. nous isolons des colonies sur gélatine lactosée et tournesolée. Pour quelques colonies nous n'observons pas de changement dans la gélatine. Nous considérons les
premières comme étant des colonies d'Eberth et les secondes comme
des colonies de Coli.

EXPÉRIENCE XLII. — Nous ensemençons un ballon contenant 150
cc. de *bouillon phéniqué* avec 4 gouttes d'une culture d'Eberth et une
goutte d'une culture de Coli. Nous le plaçons ensuite à 43°. Une plaque de gélatine est faite après 24 h.

Isolement de cette boîte de 3 colonies. Les deux en bouillon lactosé et sur pommes de terre se sont comportées comme des cultures
de Coli. La troisième a donné une culture homogène en lactose et
à réaction neutre au bleu de tournesol ; sur pommes de terre, une
colonie mince caractéristique du bacille d'Eberth.

Il ressort de ces expériences ainsi que des résultats des analyses, qui trouveront leur place plus loin que le bacille d'E-
berth peut être décelé dans du bouillon dans lequel il se trouve
en présence du Coli ; et que, par conséquent, il peut pulluler
en culture mixte avec ce dernier bacille, même dans le bouillon
phéniqué.

Il semble que dans cette culture mixte on réussisse mieux
à isoler le bacille d'Eberth lorsque le bouillon a été exposé à
une température relativement basse que lorsqu'il est mis à
l'étuve à 37°. Nous verrons cependant, plus loin, des résultats
d'analyses qui démontrent qu'à la température de 37° également le bacille d'Eberth pullule en culture mixte avec le Coli.
Néanmoins nous conclurions, provisoirement, qu'il est préfé-
rable d'exposer à une température relativement basse, 15 à 25°
les bouillons dans lesquels on veut faire pulluler l'Eberth en
présence du Coli.

Il ressort également de ces dernières expériences que la
recherche du bacille d'Eberth dans un bouillon où il se trouve

en culture mixte avec le Coli est une recherche délicate. En présence d'une boîte de Petri contenant les colonies d'isolement d'une telle culture, on risque fort, faute d'attention, de laisser échapper les colonies d'Eberth.

Nous basant sur tout ce qui précède, nous avons combiné une méthode dont les différents temps sont les suivants :

1er *temps.* — Eau pure exposée à 43° pendant 3-4 heures.

2me *temps.* — Passage de cette eau en bouillon phéniqué (de sorte que le mélange soit phéniqué au 1/1.000) ; cultures à 37°.

3me *temps.* — Plaques de gélatine phéniquée après 24 et 48 h.

4me *temps.* — Avec les colonies suspectes (examinées au microscope à un faible grossissement) cultures en bouillon à 43°.

5me *temps.* — Examen microscopique des cultures fertiles à 43°.

6me *temps.* — Ensemencement en bouillon à 37° pour agglutination, le lendemain, avec le sérum Eberth et le sérum Coli ; épreuve de l'indol, au bout de 8 jours.

7me *temps.* — Avec les dernières cultures à 37°, ensemencements sur gélatine, pommes de terre, dans du lait et dans du bouillon lactosé.

Exemple d'analyse d'une eau par cette méthode

EXPÉRIENCE XLIII. — Dans un ballon stérilisé nous mettons 50 cc. d'eau du robinet du laboratoire, que nous plaçons ensuite à l'étuve à 43°, et après un séjour de 4 heures à cette température, nous versons l'eau dans un autre ballon contenant 100 cc. de bouillon phéniqué (15 cc. d'une solution à 1 %, ce qui nous fait 1 gramme d'acide phénique pour 1 %° pour le mélange) en le portant à 37°.

Après 24 heures de culture phéniquée, nous observons dans le ballon un trouble intense, homogène, sans voile ni gaz.

Nous faisons au bout de ce temps une boîte de Petri avec gélatine phéniquée (1 cc. d'une solution au 1/100 pour 1 tube de 10 cc.). Nous faisons de même au bout de 48 heures.

Cinq jours après, nous trouvons dans la boîte faite après 24 heures : 15 colonies dont deux ont l'aspect, à un faible grossissement, de certains types Coli-Eberth. Le lendemain, nous observons 16 nouvelles colonies dont quelques-unes ont l'aspect de colonies de Coli-Eberth. Nous en isolons deux (a et b) d'aspects différents, en bouillon que nous mettons à 43°.

Dans la boîte faite après 48 heures, nous trouvons 12 colonies d'aspect Coli-Eberth. Le lendemain, nous observons 15 nouvelles et le surlendemain, 3 autres. De chacune de ces poussées, nous isolons une colonie (c, d, e).

Après 24 heures de séjour à cette dernière température, les cultures faites avec les colonies isolées sont fertiles, sauf la colonie e qui n'a pas poussé.

Au microscope, avec des préparations à l'état frais, nous trouvons pour :

Culture a. — Bacilles longs, quelques-uns très longs ; assez fins. Quelques formes filamenteuses, des pseudo-spores. Tous mobiles, quelques-uns très mobiles.

Culture b. — Bacilles courts, assez fins, quelques uns très longs. Tous sont mobiles, à mouvements assez rapides. Des pseudo-spores, pas de formes filamenteuses.

Culture c — Eléments bacillaires, courts, gros, à mouvements assez lents, quelques éléments très mobiles. Quelques formes filamenteuses et des pseudo-spores.

Culture d. — Eléments bacillaires assez fins, quelques-uns très longs. Tous mobiles, quelques formes filamenteuses et des pseudo-spores.

Avec ces cultures, nous ensemençons quatre tubes de bouillon que nous mettons à 37°. Après 24 heures, nous faisons l'épreuve de l'agglutination, des ensemencements sur pommes-de-terre, gélatine tournesolée, bouillon lactosé, et l'épreuve de l'indol, au bout de huit jours.

Culture a à 37° : Trouble assez léger homogène.

Agglutination (*) : Sérum Coli au 1|20, après 5 heures, pas d'agglutination. Sérum Eberth, *précipité* caractéristique d'agglutination.

Pomme de terre : Couche mince à peine visible, humide, *aspect Eberth.*

Gélatine tournesolée : Couche mince transparente, à bord découpés ; léger rougissement de la gélatine.

Bouillon lactosé : Trouble pas trop marqué, sans gaz ni voile. Réaction *acide au tournesol.*

Indol : *Négatif* avant et après chauffage.

Culture b à 37° : Trouble marqué, homogène.

Agglutination : Sérum Coli et sérum Eberth au 1|20 semblables au tube témoin, après 5 heures.

Pomme de terre : Couche assez mince, de couleur jaunâtre.

Gélatine tournesolée.
Bouillon lactosé. } Comme pour la culture *a.*
Indol.

Culture c à 37° : Trouble marqué, homogène.

Agglutination : Sérum Coli au 1|20, après 5 heures, belle agglutination. Sérum Eberth semblable au tube témoin.

Pomme de terre : Couche épaisse, de couleur jaune sale, à surface lisse et humide.

Gélatine tournesolée : Colonie assez épaisse à bords réguliers ; léger rougissement de la gélatine.

Bouillon lactosé : Trouble léger, homogène, sans voile ; *réaction acide* au tournesol.

Indol : *Négatif* avant et après chauffage.

Culture d à 37°, trouble marqué, homogène.

Agglutination : S. Eberth au 1/20, au bout de demi-heure, flacons en suspension ; au bout de 5 heures, précipité plus abondant que dans

---

(*) Pour ces épreuves, nous avons employé le sérum du laboratoire fourni par des moutons immunisés.

le tube témoin (qui présente un peu d'agglutination spontanée).
S. Coli au 1/20, rien après demi-heure ; après 5 heures, semblable
au tube témoin.

Pomme de terre : Colonie assez épaisse, de couleur jaune sale, à
bords irréguliers, à surface humide.

Gélatine tournesolée : Couche assez épaisse, bords découpés ; pas
de rougissement.

Bouillon lactosé : Trouble intense, homogène, sans gaz ni voile,
réaction à peu près neutre au tournesol (teinte violacée comme avec
le bacille d'Eberth).

Indol : Négatif avant et après chauffage.

A en juger des caractères des colonies isolées sur ces différents milieux, on voit que nous avons isolé, par cette méthode,
au moins deux variétés de bacilles du groupe Coli-Eberth.

Ici se pose une question. Le résultat obtenu doit-il être
attribué à la culture en bouillon phéniqué seulement ? Le passage à 43° est-il nécessaire ?

I. — Expériences sur les résultats comparatifs des cultures en bouillon phéniqué seul et des cultures précédées d'un passage à 43°, puis bouillon phéniqué.

EXPÉRIENCE XLIV. — Nous ensemençons deux ballons S et T, contenant 100 cc. de *bouillon phéniqué* avec 50 cc., chacun, d'eau du
robinet du laboratoire.

Nous avions soumis l'eau pour le ballon S pendant quatre heures
à 43° avant de l'ensemencer ; l'eau du ballon T n'avait pas été
chauffée.

Nous mettons ensuite les deux cultures à 37°.

Après 24 heures de culture phéniquée, nous observons dans les
ballons un trouble assez marqué, homogène, sans voile ni gaz ;
reflets moirés et une très légère odeur.

Nous faisons une boîte pour chacun avec gélatine phéniquée.

Après 48 heures, nous observons dans les deux ballons un trouble un peu plus intense, homogène, sans voile ni gaz.

Nous faisons une autre boîte, au bout de ce temps, pour chaque ballon, avec gélatine phéniquée.

Résultats : *ballon S* (eau chauffée).

Boîte après 24 heures. — Nombreuses colonies. Les superficielles sont les unes larges, rondes, à bords nets, à surface saillante, lisse et brillante ; d'autres sont très petites, saillantes et brillantes ; d'autres, enfin, sont plus transparentes que les premières formant une transition entre les types précédents.

Boîte après 48 heures. — Mêmes colonies que dans la boîte précédente, en plus petit nombre.

Nous faisons des préparations microscopiques avec les trois types de colonies de la boîte après 24 heures. Il paraît n'y avoir qu'une espèce.

Nous isolons en bouillon deux colonies (e, f) que nous mettons à 43°.

Ballon T (eau non chauffée).

Boîte après 24 heures. — Nombreuses colonies semblables à celles de la boîte correspondante du ballon S ; mêmes variétés d'aspect. En outre, une colonie superficielle étalée, à bords très découpés, plate, à surface chagrinée, transparente.

Boîte après 48 heures. — Mêmes variétés de colonies que dans la boîte précédente. Nous trouvons une colonie isolée semblable à celle de la boîte après 24 heures.

De la boîte après 24 heures, nous isolons en bouillon et 43° deux colonies (c, d) et les colonies uniques comme aspect (a, b) des deux boîtes.

Colonie a (ballon T.). — *Examen microscopique* : avec culture à 43°. Bacilles fins, d'inégales longueurs, en moyenne courts, assez mobiles : pas de formes filamenteuses, pas de grains réfringents.

Pomme de terre : Colonie épaisse, jaune sale.

Gélatine : Colonie demi-transparente à bords nets.

Bouillon lactosé : Trouble assez marqué, homogène, sans voile ni gaz. Au tournesol, *teinte vineuse*.

Indol : *Teinte rose*, légère, accentuée par la chaleur.

Colonie b (même ballon). — *Examen microscopique :* Bacilles fins, d'inégales longueurs, mobiles ; nombreux éléments allongés, quelques demi-filamenteuses également mobiles. Rares grains réfringents.

Pomme de terre :
Gélatine :   *semblables aux cultures de la colonie* a.
Bouillon lactosé :
Indol : Légère teinte rose après chauffage.

Colonie c (même ballon). — *Examen microscopique :* Éléments bacillaires, la plupart courts, quelques-uns assez allongés, mais sans formes filamenteuses ; quelques-uns très mobiles.

Pomme de terre : Colonie pareille à *a* et *b.*

Gélatine : Couche blanc-grisâtre avec expensions très minces et très découpées.

Bouillon lactosé : Trouble très marqué un peu floconneux, sans gaz ni voile. Réaction *franchement acide* au tournesol.

Indol : Belle teinte rose, accentuée par la chaleur.

Colonie d (même ballon). — *Examen microscopique :* Éléments nettement bacillaires assez longs, même épaisseur que c.

La moyenne de longueur paraît plus courte qu'en *a.*

Pomme de terre : Couche mince, grisâtre à la partie inférieure, blanc-grisâtre à la partie supérieure, luisante, à bords irréguliers.

Gélatine : Colonie mince, presque transparente, à bords très irréguliers, avec expensions très minces et transparentes.

Bouillon lactosé : Trouble assez marqué, sans gaz ni voile. Réaction *acide* au tournesol.

Indol : Légère *teinte rose* après chauffage.

Colonie e, (ballon S). — *Examen microscopique :* Bacilles courts,

Pomme de terre :
Gélatine :   Pareilles à *a* et *b.*

épais, peu mobiles, décolorés par le Gram.

Bouillon lactosé : Trouble très marqué. *Réaction acide.*

Indol : Teinte rose légère après chauffage.

Colonie f (ballon S). — *Examen microscopique :* Comme c et d.

Pomme de terre : Couche épaisse, jaunâtre.

Gélatine : Colonie mince, transparente.

Bouillon lactosé : Trouble marqué, homogène ; *réaction plutôt neutre.*

Indol : Très légère teinte rose, après chauffage.

EXPÉRIENCE XLV. — Deux ballons X et Z contenant 100 cc. de bouillon phéniqué sont ensemencés chacun avec 50 cc. d'eau du robinet, ensemencée elle-même avec une culture de bacille d'Eberth.

L'eau du ballon X a été, avant d'être ensemencée, à 43 degrés, pendant 4 heures. Celle du ballon Z n'a pas été chauffée.

Les deux ballons sont placés à l'étuve, à 37 degrés. Boîtes de Petri avec gélatine phéniquée, après 24 et 48 heures de culture phéniquée.

Ballon Z. — (Eau non chauffée). — Boîte ensemencée après 24 heures.

Quelques colonies ; l'aspect microscopique à un faible grossissement montre que ce ne peuvent être des colonies de Coli ou d'Eberth. On abandonne la boîte.

Boîte après 48 heures. — 16 colonies dont 6 de seconde poussée.

A un faible grossissement, 16 colonies présentent les caractères qui peuvent appartenir à des colonies de Coli ou d'Eberth. Isolement de deux colonies (*a* et *b*) en bouillon et à 43°. La colonie *a* provient de la première poussée.

Ballon X. — (Eau chauffée).

Boîte après 24 heures. — 14 colonies, dont 1 à l'aspect Coli-Eberth, à un faible grossissement.

Boîte après 48 heures. — 30 colonies de première et deuxième poussées réunies, 13 d'aspect Coli-Eberth à un faible grossissement. Isolement de 5 colonies (*c, d, e, f, j*) parmi ces dernières, en bouillon mis à 43° ; avec cultures à 43°, examen microscopique.

Colonie a (ballon Z). — Eléments ronds : culture abandonnée.

Colonie b. — Eléments bacillaires, à mouvements assez rapides. Formes filamenteuses pseudo-spores. Sur pomme de terre, gélatine, bouillon lactosé, se comportent comme des cultures de Coli.

Indol et agglutination : négatifs.

Colonie c. — Bacilles longs, fins, mobiles ; formes filamenteuses, pseudo-spores. Sur pomme de terre, gélatine, indol et agglutination se comportent comme une culture de bacille typhique. *Lactose, réaction acide.*

Colonie d. — Bacilles courts, fins, mobiles. Des pseudo-spores, pas de formes filamenteuses. Sur pomme de terre, gélatine, bouillon lactosé, indol, comme colonie c. Agglutination négative avec les deux sérums.

Colonie e. — Bacilles gros, courts, assez mobiles. Formes filamenteuses et pseudo-spores. Sur pomme de terre, gélatine, lactose et agglutination, comme une culture de Coli. Indol négatif.

Colonie f. — Culture à 43° stérile.

Colonie g. — Eléments fins, mobiles. Formes filamenteuses et pseudo-spores. Sur pomme de terre se comportent comme le Coli; gélatine, lactose, indol, agglutination comme une culture de bacille typhique.

Comme on le voit, d'après les deux expériences précédentes nous avons obtenu des cultures pures, c'est-à-dire sans colonies gênantes. Nous avons obtenu des résultats semblables pour l'eau non chauffée et pour la même, soumise, avant d'être ensemencée en bouillon phéniqué, pendant 4 heures à 43°. Donc, à en juger seulement par ces deux exemples, le passage à 43° ou 42°, paraîtrait inutile. Nous n'y renonçons pas cependant, nous basant sur des expériences antérieures qui montrent que l'influence de ces températures est manifeste sur beaucoup de bactéries gênantes ; et par conséquent, que le passage à 43° ou à 42°, peut être utile en diminuant le nombre des bactéries de l'eau, parmi lesquelles il peut en être qui toléreraient l'acide phénique. La flore bactérienne est très variable d'une eau à l'autre, elle varie même beaucoup, comme nous l'avons observé nous même avec l'eau de Montpellier, dans divers échantillons d'une même eau recueillis à des jours différents. Pour certains échantillons, le passage à température dysgénésique pouvait être inutile. Mais il se peut aussi que dans un autre

échantillon de la même eau, il se trouve des bactéries liquéfiantes ou autres qui, sans le passage à 43°, se développe-
raient et gêneraient à la pullulation ou à l'observation des
microbes recherchés.

L'ensemble des résultats de nos expériences nous ont fait concevoir, d'autre part, *une autre méthode.*

Si le bacille d'Eberth était seul dans l'eau, sans être accompagné de coli ou d'autres microbes capables de passer à 43°,
il pourrait pulluler à cette température, dans l'eau, additionnée de bouillon.

Or, on peut espérer, dans une eau à analyser, isoler le
bacille typhique des autres capables de l'étouffer, par un ensemencement suffisamment fractionné.

Cette seconde méthode que nous appellerons *Méthode de
fractionnements,* consiste en :

1er temps. — Ensemencement avec l'eau à analyser de deux
séries de tubes de bouillon : *1re série.* — Chaque tube reçoit
de 0.05 à 0.50 grammes, suivant la richesse présumée de
l'eau; *2me série.* — Chaque tube reçoit de 0.50 à 5 grammes.

Ces tubes sont portés ensuite à 43°.

Si pour les deux premières séries on a adopté un ensemencement faible, on peut faire une troisième avec 3 à 5 grammes
pour chaque tube.

2me temps. — Il se trouvera généralement, qu'une de ces
séries (parfois deux), présentera des tubes stériles et des tubes
fertiles ; parmi ces derniers, on choisira ceux qui auront un
trouble homogène ; avec eux, ensemencements en tube de
bouillon *phéniqué* (au 1/1.000) et à 37°.

3me temps. — Boîtes avec gélatine phéniquée.

4me temps — Avec les colonies suspectes, cultures en tube

de bouillon à 37° pour l'agglutination et l'indol (et à 43° pour la morphologie).

5ᵐᵉ temps. — Avec culture à 37°, ensemencement sur gélatine, pommes de terre, en bouillon lactosé et dans du lait.

Par cette méthode on peut espérer avoir pullulé isolément des bacilles représentant des variétés multiples de bacille Coli et même le bacille d'Eberth. De plus, on a, de la sorte une approximation sur la teneur de l'eau en Coli ou Eberth, ce que la méthode précédente ne peut nous donner que si on l'applique simultanément à des quantités d'eau diverses.

Exemple d'analyse d'eau par la méthode de fractionnements

EXPÉRIENCE XLVI. — Avec de l'eau de C..., nous ensemençons deux séries de tubes de bouillon (six tubes pour chaque série).

Dans la première, comprenant les tubes numéros I, II, III, IV, V et VI, nous mettons 0,50 gr. d'eau dans chacun.

La seconde comprend les tubes VII, VIII, IX, X, XI et XII qui reçoivent 3 gr. d'eau chacun.

Nous les mettons ensuite à 43°.

Après 24 heures de séjour à cette température, cinq tubes de la série à 0,50 gr. sont stériles. Le sixième, numéro VI, est d'un trouble léger.

Dans la série à 3 gr. :

Tube numéro VII. — Stérile.
   »   »   VIII — Trouble assez marqué, homogène, sans voile, reflets moirés.
   »   »   IX. — Trouble très léger, épais voile de subtilis.
   »   »   X. — Trouble marqué, non homogène, voile blanc, légers reflets moirés.

Tubes numéros XI et XII. — Trouble très léger, voile épais.

Avec les cultures numéro IV de la série à 0,50 gr., et VIII et X de la série à 3 gr., nous ensemençons des tubes de bouillon phéniqué que nous mettons à 37°.

Après 24 heures de séjour à l'étuve, les cultures, numéros II et IV, sont d'un trouble assez marqué, homogène, sans voile ; reflets moirés.

La culture numéro IV est d'un trouble léger ; pas de voile.

Avec ces cultures, boîtes de Petri avec gélatine phéniquée.

Culture VIII. — Nombreuses colonies petites, opaques, paraissant être d'un même type d'après l'examen microscopique à un faible grossissement.

Nous isolons en bouillon deux colonies et mettons l'une à 43 degrés, l'autre à 37 degrés.

Examen microscopique avec culture à 43 degrés. — Bacilles courts, assez minces, de diverses longueurs, tous peu mobiles.

Avec culture à 37 degrés. — *Agglutination :* Sérum Coli et Eberth au 1|20, négative.

Pomme de terre : Couche épaisse de couleur, jaune sale.

Bouillon lactosé : Trouble assez marqué, homogène, sans voile, *réaction acide* au tournesol.

Lait : Coagulation complète au bout de 24 heures.

Indol : Positif.

Culture X. — Quelques colonies rondes, petites et minces. Nous en isolons deux en bouillon.

Culture obtenue à 37 degrés, assez marquée, sans voile ni gaz ; culture à 43 degrés, stérile. Nous l'abandonnons.

Culture IV. — Très nombreuses colonies, petites. L'examen microscopique montre qu'elles ne peuvent pas être des colonies de Coli ou d'Eberth.

IV

APPLICATIONS DE NOS MÉTHODES A L'ANALYSE DE DIVERS ÉCHANTILLONS D'EAU

Au début de nos recherches nous avons essayé d'appliquer, à plusieurs échantillons d'eau reçus au laboratoire, la méthode simple que nous avons visée pour nos expériences, consistant à exposer l'eau à 43 degrés pendant un certain temps, après l'avoir additionnée de bouillon puis ensuite faire des plaques de gélatine.

J. — Exemples d'essais avec différentes eaux à 43 degrés avec bouillon

Expérience XLVII. — Un flacon contenant 200 cc. d'eau de Valion et mise à 43 degrés, après addition de 25 cc. de bouillon.

Boîtes de Petri avec gélatine ordinaire avant la mise à l'étuve, et après 20 et 26 heures d'étuve. La boîte faite avant la mise à l'étuve présente un grand nombre de colonies dont 10 liquéfiantes ; les boîtes faites après 20 et 26 heures d'exposition à 43 degrés ne contiennent pas de liquéfiantes.

Les bactéries liquéfiantes ont donc été supprimées dans la culture de l'eau à 43°. Trois colonies, isolées de ces dernières boîtes donnent sur pomme de terre une végétation semblable à celle du Coli et acidifient le bouillon lactosé. Nous ne les avons pas davantage caractérisées.

EXPÉRIENCE XLVIII.— Eau de Montpellier additionnée de bouillon, parties égales, est mise à 43°. Plaques de gélatine ordinaire après 5, 9 et 24 heures. Colonies obtenues, nombreuses, ayant les caractères de colonies de Coli ; nulle part de liquéfiantes.

Isolement sur agar de deux colonies, provenant de la boîte faite après 9 heures, puis en lactose. *Sur agar :* colonies blanches épaisses aspect Coli. *Bouillon lactosé :* trouble avec gaz. *Réaction acide.*

EXPÉRIENCE XLIX. — Eau de Bages, 50 cc., additionnée de 8 cc. de bouillon, est mise à 43°.

Boîte de gélatine ordinaire immédiatement et après 3 et 6 heures d'étuve.

Le flacon ne s'est que très légèrement troublé avec un voile (subtilis).

Les boîtes sont restées toutes stériles.

Nous concluons à l'absence de Coli et de bacille d'Eberth dans la quantité d'eau mise en analyse.

EXPÉRIENCE L. — Eau de source 10 cc. (Salles-Prunet) dans un tube et additionnée de 10 cc. de bouillon est mise à 43°.

Boîte de Petri, avant la mise à l'étuve et après 4 heures de séjour.

Le tube ne s'est pas troublé.

Les boîtes sont restées toutes stériles.

Donc, ni Coli ni Eberth dans la quantité d'eau analysée.

K. — Exemples d'analyses faites par la méthode « chauffage-bouillon phéniqué »

EXPÉRIENCE LI. — Eau de Villedieu 50 cc. est exposée à 43° pendant 30 heures, puis portée à 37° en l'additionnant de bouillon phéniqué (au 1|1000).

Boîtes avec gélatine phéniquée après 20 heures de séjour à 37°.

Isolement sur agar de deux colonies a et b. Avec les cultures sur ce milieu, ensemencement sur pommes de terre, gélatine lactosée et tournesolée, en bouillon lactosé et dans du lait.

Colonie a. — *Agar :* Couche épaisse, d'aspect de culture de Coli.

Pomme de terre : Couche épaisse de couleur café au lait.

Bouillon lactosé : Réaction neutre.

Lait : Pas de coagulation après 48 heures.

Examen microscopique : Bacilles petits, très mobiles, ne prennent pas le Gram.

Colonie b. — *Agar :* comme a.

Pomme de terre : Colonie épaisse, avec des bulles d'air à la surface ; couleur grisâtre.

Bouillon lactosé : Gaz, *réaction neutre.*

Gélatine lactosée tournesolée : Colonie épaisse, blanche.

Lait : Non coagulé.

Examen microscopique : Éléments de deux sortes ; des coco-bacilles et des bacilles comme en a.

EXPÉRIENCE LII. — Un tube contenant 20 cc. d'eau du robinet du laboratoire est mis à 43° pendant 20 heures, puis versé dans un ballon contenant 100 cc. de bouillon phéniqué (5 gr. de solution à 2 p. 100) ; ce dernier est mis à 37°.

Boîtes avec gélatine phéniquée après 20 heures à 43° et après 24 et 40 heures de culture phéniquée.

Isolement de la boîte après 20 heures à 43° de trois colonies (a, b, c) en lactose. Avec ces cultures examen microscopique.

Culture a. — Bacilles très courts, simulant les diplocoques ; peu mobiles.

Culture b. — Microbacilles ; quelques éléments allongés.

Culture c. — Pareille à b.

Portées dans du bouillon à 43°, elles sont stériles après 24 heures.

Dans la boîte faite avec la culture phéniquée après 24 heures, nombreuses colonies qui ne ressemblent pas à du Coli ou à de l'Eberth ; celle faite après 40 heures, à 37°, est stérile.

Donc ni Coli, ni Eberth.

EXPÉRIENCE LIII. — Un ballon contenant un demi-litre d'eau du robinet est mis à 43° pendant 4 heures. Après ce temps, l'eau est mêlée à du bouillon phéniqué (250 cc.) et portée à 37°.

Boîtes avec gélatine phéniquée après 24 et 48 heures de la culture phéniquée.

Isolement de deux colonies (a, b) provenant de la boîte après 24 heures en bouillon placé à 43°.

De même pour la boîte après 48 heures (col. c, d).

Culture a. — *Examen microscopique :* Eléments grêles, allongés à mouvements assez lents.

Gélatine : Colonie blanche, demi-transparente.

Lait : Coagulation complète au bout de 48 heures.

Agglutination : Au 1/20 S. Coli et S. Eberth négative après 1 heure.

Culture b. — *Examen microscopique :* ⎫
Gélatine : ⎬ Pareille à *a*
Lait : ⎭

Agglutination : S. Coli à 1/20, positive clarification après 24 heures. Rien dans le tube à S. Eberth.

Culture c. — *Examen microscopique :* Bacilles plus courts qu'en *a* et à mouvement plus rapides.

Gélatine : Colonie aspect Coli.

Lait : Coagulation après 48 heures.

Agglutination : S. Coli et Eberth au 1/20 négative après 24 heures.

Culture d. — *Examen microscopique :* Eléments nettement bacillaires à mouvements assez rapides.

Gélatine : ⎫
Lait : ⎬ Comme culture *b*.
Agglutination : ⎭

EXPÉRIENCE LIV. — De l'eau d'Avignon est exposée à 43° pendant 5 heures, puis versée dans un ballon contenant du bouillon (200 cc.) (le bouillon, par mégarde, a été très faiblement phéniqué). Ce dernier est mis à 37°.

Boîte gélatine phéniquée, 20 heures.

Isolement de trois colonies (I, II, III) sur agar.

Colonie I. — *Examen microscopique :* Bacilles courts et mobiles.

Agglutination : Au 1/20, S. Coli, négative au bout de 2 heures.

5

Pomme de terre : Colonie jaunâtre à surface humide.
Bouillon lactosé : Trouble homogène, *réaction acide.*
Indol : Négatif.

Colonie II. — Examen microscopique :
Indol :
Agglutination :   } Comme colonie I.

Pomme de terre : Colonie grêle, blanchâtre, sèche ; ne ressemble ni à Coli, ni à Eberth.
Bouillon lactosé. — Réaction alcaline.

Colonie III. — Examen microscopique :
Indol :
Agglutination :
Pomme de terre :
Bouillon lactosé :   } Comme I

Exemples d'analyses par la méthode de fractionnements

EXPÉRIENCE LV. — Une série de dix tubes de bouillon sont ensemencés chacun avec 10 cc. d'eau du robinet, 10 autres reçoivent 1 cc. chacun de la même eau. Tous sont portés à 43°.

Après 16 heures d'étuve, tous les tubes des deux séries sont fertiles. L'ensemencement était donc trop abondant.

Les tubes à 10 cc. sont abandonnés.

Les tubes de la série, à 1 cc. ont les caractères suivants :

T. I. — Trouble léger avec flocons.

T. II
T. III } pareils au tube I.
T. IV

T. V. — Trouble assez marqué ; quelques filaments blancs.

T. VI. — Trouble assez marqué ; pas de flocons.

T. VII. — Pareil au tube VI.

T. VIII. — Pareil aux tubes I, II, III et IV.

T. IX. — Légèrement trouble.

T. X. — Trouble marqué, avec quelques filaments.

Avec ces 10 cultures, ensemencement en bouillon phéniqué à 37°. Après 20 heures de culture phéniquée, on observe dans : T. II et VI, trouble très léger sans gaz ni voile ; reflets moirés à peine perceptibles.

T. IV et IX. — Trouble assez intense ; un peu de gaz dans le tube IV.

T. X. — Trouble assez marqué ; reflets moirés.

T. I, III, V, VII et VIII. — Trouble assez marqué, homogène, avec reflets moirés ; pas de voile.

Avec les tubes III, IV et VIII, plaques de gélatine phéniquée.

Isolement sur agar de colonies des boîtes III, IV et VIII, provenant des tubes homonymes.

Boîte III ; une colonie (a) isolée :

Examen microscopique: Bacilles courts, inégaux de longueur; grains colorés et parties claires. Décolorables par le Gram.

Pomme de terre : Colonie très mince, couleur jaunâtre, humide.

Bouillon lactosé : Trouble marqué à *réaction neutre au tournesol.*

Lait : Pas de coagulation.

Boîte IV. — Deux colonies (b, c) isolées.

Colonie b. — *Agar:* Colonie épaisse.

Pomme de terre : Couche très mince, à peine visible, aspect Eberth.

Bouillon lactosé : Réaction acide.

Lait : Pas de coagulation.

Colonie c. — *Agar :*
Pomme de terre :
Lactose :
Lait :
} Pareilles à la colonie *a.*

Boîte VIII. — Deux colonies (d, e) isolées.

Colonie d. — *Agar :* Couche assez mince.

Pomme de terre : Colonie épaisse, jaunâtre.

Bouillon lactosé : Réaction à peu près neutre ; teinte Eberth.

Lait : Non coagulé.

Examen microscopique : Éléments courts, à mouvements assez rapides, décolorés par le Gram.

Colonie c. — Agar :

Lait : } Pareilles à *d.*

Pomme de terre :

Bouillon lactosé : Réaction acide.

Examen microscopique : Éléments courts et très courts; mouvements très rapides (tout-à-fait impression de Coli ou Eberth).

Expérience LVI. — Dix tubes de bouillon ensemencés avec 0,40 grammes d'eau du robinet, chacun, sont mis à 43 degrés.

Après 24 heures tous sont restés stériles. D'où nous pensons conclure qu'il n'y avait pas de Coli-Eberth dans 4 grammes d'eau.

Expérience LVII. — Sept tubes de bouillon sont ensemencés chacun avec 3 grammes d'eau de Vallergues, et mis à 43 degrés.

24 heures après, il s'est produit dans :

Tubes I, II, III : Trouble intense, homogène dans le nº III; léger dans nᵒˢ I et II. Voile de subtilis dans les trois; pas de reflets moirés.

Tube IV : Trouble léger; épais voile blanc.

Tubes V, VI et VII : Trouble assez intense, homogène; reflets moirés; pas de voile.

L'ensemencement avait été trop abondant; il aurait fallu des tubes avec ensemencement moindre.

Boîtes avec gélatine phéniquée, avec ces trois dernières cultures.

Pour cette expérience nous essayons de nous dispenser de la culture phéniquée.

Isolement sur agar de deux colonies (a, b) provenant de la boîte V; d'une colonie (c) de la boîte VI; de deux colonies (d, e) de la boîte VIII.

Colonie a (boîte V) :

Examen microscopique : Éléments nettement bacillaires, très mobiles. Ne prennent pas le Gram.

Agar : Couche épaisse, opaque, blanc-jaunâtre.

Pomme de terre : Colonie gris-sale.

Gélatine lactosée et tournesolée : Colonie épaisse, blanchâtre, gaz, rougissement de la gélatine.

Lait : Coagulation incomplète au bout de 48 heures.

Agglutination : Négative avec sérum Coli au 1/20, au bout de 3 heures.

Indol : Teinte rose, faible.

Colonie b (même boîte) :
Examen microscopique :
Agar : } Comme la colonie *a.*
Gélatine lactosée et tournesolée :
Pomme de terre : Colonie plus humide qu'en *a.*
Lait : Coagulation complète au bout de 48 heures.
Indol : Teinte rose violet, très nette.

Colonie c (boîte VI).
Examen microscopique avec la culture sur agar, montre des coco-bacilles à l'état frais et après coloration. Culture abandonnée.

Colonie d (boîte VII) :
Examen microscopique :
Agar :
Pomme de terre : } Comme les colonies *a* et *b.*
Agglutination :
Gélatine lactosée et tournesolée : Colonie épaisse, pas de rougisse-ment.
Lait : Pas de coagulation.
Indol : Négatif.

Colonie e (boîte VII) :
Examen microscopique :
Agglutination :
Agar : } Comme colonies *a* et *b.*
Gélatine tournesolée et lactosée :
Lait : Coagulation complète après 48 heures.
Indol : Teinte rose-violet nette.

EXPÉRIENCE LVII. — Deux séries, de huit tubes chacune, sont ensemencées respectivement avec 0,50 gr. et 4 gr. d'eau de Mostué-jouls.

Tubes de la série à 0,50 gramme sont restés tous stériles après

24 heures d'étuve à 43 degrés. Dans ceux de la série à 4 gr. il s'est produit dans :

Tubes I et II : Trouble homogène, assez marqué, avec reflets moirés, sans voile.

Tubes III, IV, V, VI, VII, VIII sont restés stériles.

Boîtes avec gélatine phéniquée (sans passage à bouillon phéniqué).

Isolement de la boîte I de trois colonies (a, b, c) sur agar.

Colonie a. — *Agar* : Couche épaisse, opaque, de couleur blanc-jaunâtre, à surface luisante, ressemblant à du Coli.

Examen microscopique : Éléments très courts, mobiles ; ne prennent pas le Gram.

Pomme de terre : Colonie à caractères d'une culture de bacille typhique, c'est-à-dire mince, à peine visible.

Lactose : Trouble homogène, sans gaz à *réaction acide*.

Lait : Pas de coagulation au bout de huit jours.

Agglutination : Au 1/20 S. Coli, négative après 2 heures.

Indol : Négatif.

Colonie b. — En culture sur *agar, bouillon lactosé*, puis *examen microscopique, agglutination et indol*, est pareille à la colonie *a*.

Lait : Coagulation complète au bout de huit jours.

Pomme de terre : Colonie ressemblant un peu à une culture de Coli.

Colonie c : En culture sur *agar, pomme de terre, en lactose*; pour l'*agglutination*, l'*examen microscopique* et l'*indol*, comme la colonie *b*.

Lait : Un peu de coagulation au bout de huit jours.

Expérience LVIII. — Eau d'Avignon en séries de tubes de bouillon à 43° (deux séries de 8 tubes chacune).

Pour cette analyse encore, nous essayons de nous dispenser de la culture phéniquée à 37°.

Après 24 h. de séjour à 43°, tous les tubes sont fertiles. L'ensemencement a été trop abondant. Nous abandonnons la série à quatre grammes.

Série à 0,50 gr.; Tubes I, II, III, V, VI, VII et VIII : trouble léger, homogène, pas de voile, légers reflets moirés.

Tube iv, trouble intense avec gros flocons.

Nous faisons des plaques de gélatine phéniquée avec les tubes i et ii.

Isolement sur agar de deux colonies (*a, b*) provenant des boîtes ensemencées avec les cultures i et ii.

Colonie a. — *Examen microscopique.* Bacilles très courts, décolorés par le Gram.

Agar : Colonie épaisse, blanche.

Pomme de terre : Colonie de couleur blanc-sale, ne ressemblant pas à une colonie de Coli.

Gélatine lactosée et tournesolée : Colonie blanche, sans rougissement.

Bouillon lactosé : Trouble intense, *réaction alcaline.*

Lait : Pas de coagulation après trois jours.

Agglutination : Sérum Coli au 1¡20 et *indol* négatifs.

Colonie b. — Comme la colonie *a.*

Exemples d'analyses comparatives de diverses eaux traitées par les deux méthodes

Expérience LIX. — Nous ensemençons un ballon contenant 700 cc. d'eau du robinet du laboratoire, avec une pointe en platine d'une culture d'Eberth.

Avec cette eau, le lendemain, nous ensemençons deux séries de 10 tubes de bouillon chacune ; nous les mettons ensuite à 43 degrés.

Série à 3 grammes. — Au bout de 24 heures à 43 degrés, les 10 tubes de cette série sont fertiles. Dans 7, sur 10, le trouble est homogène, intense, à reflets moirés ; pas de voile. Dans les 3 autres, trouble marqué, un peu floconneux ; léger voile blanc.

Série à 0, 30 gr. — Dans 6 tubes sur 10, trouble assez marqué, homogène ; pas de voile, reflets moirés. Dans trois, — trouble plus léger; homogène, avec léger voile blanc. Dans un, — trouble léger, homogène, sans voile. Des gaz.

Avec ces dix dernières cultures, nous faisons un passage en bouillon phéniqué, à 37 degrés.

Les dix tubes phéniqués cultivent. Trouble homogène assez marqué dans sept, un peu plus léger dans trois. Pas de voile, reflets moirés.

Boîtes de gélatine phéniquée, avec huit cultures : I, II, III, IV, V, VI, VII, VIII.

De la boîte I, isolement de deux colonies (n, i), de deuxième et première poussées, en bouillon à 43 degrés.

Colonie n (2me poussée). — *Examen microscopique :* avec culture à 43 degrés. Bacilles fins, de longueur inégale, beaucoup assez allongés Quelques formes demi-filamenteuses mobiles ; grains et pseudo-spores.

Pomme de terre : Couche épaisse, blanc-jaunâtre.

Gélatine: Colonie demi-transparente, à bords réguliers, à surface lisse.

Bouillon lactosé : Trouble homogène, *réaction presque neutre.*

Indol : *Très légère teinte rose après chauffage.*

Colonie i (première poussée). — *Examen microscopique,* avec culture à 43 degrés, Bacilles un peu plus épais qu'en n; pas de pseudo-spores, ni formes filamenteuses.

Pomme de terre : Colonie épaisse, de couleur jaune-brun, à bords irréguliers, à surface humide.

Lactose : *Réaction acide.*

Gélatine : Couche mince, presque transparente.

Indol : Légère teinte rose, accentuée par la chaleur.

De la boîte II, isolement d'une colonie (r) de première poussée ; dans cette boîte il n'y a pas eu de nouvelles poussées.

Colonie r.
Examen microscopique :
Pomme de terre: } pareille à i.
Bouillon lactosé :
Gélatine : Colonie assez épaisse, à surface luisante.
Indol : *Négatif* à froid et à chaud.

De la boîte III, isolement en bouillon d'une colonie de première poussée (s) et d'une de seconde poussée (t).

Colonie s. — *Examen microscopique,* avec culture à 43°, bacilles du diverses longueurs, pas très mobiles ; quelques rares formes filamenteuses avec grains et espaces claires.

Pomme de terre :
Bouillon lactosé : } pareille à r.
Gélatine :

Indol : Teinte *légère rose pâle*, accentuée par la chaleur.

Colonie t. — Bacilles semblables à *s*.
De la boîte IV, isolement d'une colonie (g) en bouillon.

Colonie g. — *Examen microscopique*, avec culture à 43°. Bacilles fins, de longueurs inégales, depuis des très courts jusqu'à des demi-filamenteuses. Quelques-uns ont des pseudo-spores. Tous mobiles, quelques éléments extrèmement mobiles.

Pomme de terre: Couche épaisse de couleur brun-jaune, à bords irréguliers, surface humide.

Lactose : Trouble homogène, réaction *presque neutre, teinte vineuse.*
Indol : Négatif, avant et après chauffage.

De la boîte V, deux colonies (l, m) de première et de deuxième poussées sont portées en bouillon à 43°.

Colonie l. — *Examen microscopique,* avec culture à 43°. Bacilles fins, assez mobiles ; quelques grains réfringents.

Pomme de terre : Couche épaisse, jaune sale, *à surface chagrinée.*
Bouillon lactosé : Réaction alcaline.
Gélatine : Liquéfiée.
Indol : Négatif.

Colonie m : Pareille à *l*.
De la boîte VI, deux colonies (j, k) de deuxième et première poussées.

Colonie k (1re poussée). — *Examen microscopique :* Avec culture à 43°. — Bacilles pas très fins, peu mobiles ; pas de formes filamenteuses.

Pomme de terre : Colonie aspect Coli.

Gélatine : Couche épaisse, surface lisse, bords nets, tout à fait aspect Coli.

Lactose : Trouble homogène, réaction au tournesol *acide.*
Indol ; Teinte rose *pâle légère* à chaud et à froid.

Colonie j. — Pareille à k, sauf pour la gélatine où la colonie est mince à bords découpés.

De la boîte *VII*, isolement de deux colonies (v, x) de deuxième et première poussées.

Colonie v. — Pareille à *l* et *m*, sauf pour la gélatine où la colonie est blanche, épaisse, à bords nets.

Colonie x : *Examen microscopique*. — Bacilles inégaux de longueur ; sans formes filamenteuses, peu mobiles.

Pomme de terre : Colonie épaisse à surface et à bords irréguliers, de couleur jaune-brun, surface humide, tout-à-fait aspect Coli.

Gélatine : Couche épaisse, à surface lisse.

Lactose : *Réaction acide* au tournesol.

Indol : Teinte *rose pâle nette*.

De la boîte *VIII*, isolement d'une colonie (h).

Colonie h : (nouvelle poussée). *Examen microscopique*. — Bacilles fins, mobiles, diverses longueurs ; quelques pseudo-spores.

Pomme de terre : Colonie épaisse, de couleur jaune-brun.

Gélatine : Colonie assez mince, à bords découpés.

Lactose : *Réaction acide*.

Indol : Teinte *rose pâle*.

Nous avons donc isolé par cette analyse un bacille coli typique et deux autres anormaux quant à leurs propriétés chimiques. De plus, un bacille semblable au bacille d'Eberth, sauf par ses caractères sur pomme de terre.

EXPÉRIENCE LX. — La même eau qui a servi dans l'expérience précédente, pour l'analyse par la méthode de fractionnements, est traitée en même temps par la première méthode.

Le 8 octobre, de cette eau, 150 cc. sont mis à 43 degrés pendant cinq heures, puis versés dans un ballon contenant un demi-litre de bouillon phéniqué, le ballon est placé à 37 degrés.

Après 43 heures de culture, boîte avec gélatine phéniquée.

Le 12 octobre, nous trouvons dans cette boîte très nombreuses colonies, assez grandes, étalées et opaques ; quelques-unes plus minces, bleutées ; plusieurs petites brillantes et beaucoup de profondes, sans caractères. Pas de liquéfiantes. Nous isolons en bouillon à 43 degrés trois des bleutées (l, m, n) et deux des brillantes (o, p).

Le 13 octobre, 7 liquéfiantes ; parmi les profondes, une partie sont sombres, les plus grosses ; d'autres, très petites, sont claires, et paraissent être du Coli ou de l'Eberth. Nous isolons une (k) de ces dernières, en bouillon, à 43 degrés.

Les cultures en bouillon à 43 degrés ont les caractères suivants : l, m, trouble assez intense, homogène ; n, trouble plus léger que les précédentes, d'aspect d'une culture de Coli ou d'Eberth.

O et p comme l et n.

K' : Trouble très léger, homogène.

Ensemencement avec ces cultures des tubes de bouillon mis à 37 degrés.

Examen microscopique des cultures à 37 degrés.

Culture K' : État frais, éléments nettement bacillaires, fins, grandeurs diverses, assez mobiles ; après coloration — éléments bacillaires fins. *Gram* — décolorés.

Culture n. — *A l'état frais,* éléments bacillaires plus gros qu'en *k,* assez mobiles ; après coloration, éléments bacillaires gros, décolorés par le Gram.

Cultures p, o, l, m. — Coccus prenant le Gram.

Ces quatre cultures sont abandonnées.

Nous caractérisons les éléments des cultures *k* et *n* sur d'autres milieux.

Culture k. — *Pomme de terre :* traînée un peu saillante de couleur blanc-jaunâtre.

Gélatine : Colonie extrêmement discrète.

Lactose : Culture pauvre, réaction *alcaline.*

Agglutination : sérum Eberth et sérum Coli au 1/20. Semblables au tube témoin après 5 heures ; pas d'agglutination.

Indol : négatif à chaud et à froid.

Culture n. — *Pomme de terre :* couche peu saillante, jaune, purée de pois, aspect nettement Coli.

Gélatine : couche mince, *transparente.*

Lactose : trouble homogène, *réaction acide* au tournesol.

Agglutination : sérum Coli au 1/20 après 5 heures, semblable au tube témoin (qui présente de l'agglutination spontanée); tube sérum Eberth, *précipité plus abondant* que dans le tube témoin, *clarification plus avancée.* Au bout d'une demi-heure, la réaction était déjà appréciable à l'œil nu.

Indol : négatif.

Donc, sur 6 colonies isolées, une seule nous a donné le bacille coli. Nous n'avons pas isolé de bacille d'Eberth. Cette eau a donc donné de moins bons résultats que par l'analyse de la première méthode.

EXPÉRIENCE LXI. — Un ballon contenant 500 cc. de bouillon phéniqué est ensemencé avec 500 cc. d'eau du robinet, soumise auparavant à 43° pendant 4 heures. Le ballon est mis à 37°.

Boîtes de gélatine phéniquée après 24 heures.

Isolement de deux colonies (*a, b*) en bouillon à 43°.

Colonie a. — *Examen microscopique* : En bouillon à 43°. Bacilles très courts et mobiles, des pseudo-spores.

Pomme-de-terre : Couche assez épaisse, de couleur blanc-jaunâtre, bords irréguliers.

Gélatine : Colonie demi-transparente, à bords frangés, aspect Coli.

Bouillon lactosé : Culture avec léger voile blanc, réaction *acide.*

Indol : *Teinte rouge,* très nette.

Colonie b. — *Examen microscopique* : Bacilles plus gros à mouvements lents.

Pomme de terre : Colonie épaisse, blanc-jaunâtre, aspect Coli.

Gélatine : Couche épaisse blanchâtre, aspect Coli.

Lactose : *Réaction acide* au tournesol.

Indol : Négatif avant et après chauffage.

EXPÉRIENCE LXII. — Deux séries de 10 tubes de bouillon chacune sont ensemencées respectivement avec 0,30 gr. et 3 gr. d'eau du robinet et mises à 43°.

Après 24 heures, tous les tubes des deux séries sont fertiles. La série à 3 gr. est abandonnée. Avec les cultures de la série à 0,30 gr. ensemencement de 10 tubes de bouillon phéniqué placés à 37°.

Après 48 heures à 37°, les 10 cultures sont fertiles.

Les cultures paraissent pareilles dans 9 tubes. Dans un, le trouble est moins marqué, sans voile, reflets moirés.

Boîte de gélatine phéniquée avec cette dernière culture (I) et une (II) des neuf autres.

Isolement en bouillon d'une colonie (a) de la boîte I et d'une colonie (b) de la boîte II.

Colonie a. — *Examen microscopique* (culture en bouillon à 43°) : Bacilles assez fins, peu mobiles, quelques grains réfringents, pas de formes filamenteuses.

Pomme de terre : Colonie épaisse, blanc-jaunâtre, bords irréguliers, aspect coli.

Gélatine lactosée et tournesolée : Couche épaisse, rougissement de la gélatine.

Lactose : Trouble homogène marqué, *réaction acide.*

Indol : Teinte *rouge nette* à froid.

Colonie b. — *Examen microscopique* (culture en bouillon à 43°). Bacilles fins et courts à mouvements assez rapides. Pas de formes filamenteuses. Quelques pseudo-spores.

Pomme de terre : Couche assez mince, blanc-jaunâtre, surface luisante ; partie inférieure de la culture, aspect Eberth.

Lactose : Trouble assez marqué, un peu floconneux. *Réaction acide.*

Gélatine lactosée et tournesolée : Couche très mince, transparente, *à aspect tout à fait Eberth ; pas de rougissement de la gélatine.* (La culture a été examinée jeune).

Indol : Très *nette teinte rouge* à froid.

Expérience LXIII. — Nous ensemençons 700 cc. d'eau du robinet du laboratoire avec une pointe de platine d'une culture d'Eberth. Nous laissons cette eau à la température ambiante pendant 9 jours. Au bout de ce temps nous en faisons l'analyse par nos deux méthodes.

Nous avons isolé le bacille d'Eberth et deux variétés de Coli par la première méthode, voir plus haut (Expér. 43). Par la deuxième méthode (de fractionnements) nous avons obtenu les résultats suivants :

Série à 0,30 gr., après vingt-quatre heures à 43°, tous troubles. Série abandonnée.

Série à 0,05 gr., tous fertiles. Trouble marqué dans huit sur dix tubes, moins marqué dans deux ; homogène, avec reflets moirés.

Nous faisons des boîtes de gélatine phéniquée avec un des tubes du premier groupe (t. I) et avec un du second (t. II).

De la boîte I isolement en bouillon à 43° d'une colonie (*a*) de première poussée et d'une (*b*) de seconde poussée.

La colonie *b* n'a pas poussé à 43°.

Colonie A. — Examen microscopique : Avec culture à 43°. Bacilles de diverses longueurs, assez mobiles sans formes filamenteuses ni pseudo-spores.

Pomme de terre : Colonie épaisse, jaunâtre, à surface lisse et humide.

Gélatine tournesolée : Couche assez épaisse à bords minces et transparents, sans rougissement de la gélatine.

Bouillon lactosé : Réaction acide au tournesol.

Agglutination : Sérum Coli et sérum Eberth au 1/20 négative.

De la boîte II, isolement d'une colonie de deuxième poussée en bouillon à 43°. *Examen microscopique* avec cette dernière culture. Bacilles longs et assez gros, à mouvements assez rapides. Des pseudo-spores. Quelques formes filamenteuses excessivement allongées.

Pomme de terre : Couche épaisse blanche, à surface granuleuse et presque sèche, n'a pas l'aspect Coli ou Eberth.

Gélatine tournesolée : Colonie épaisse blanche, à bords nets, sans rougissement de la gélatine.

Lactose : Trouble marqué floconneux à réaction *franchement neutre*.

Agglutination : Sérum Coli et sérum Eberth à 1/20 négative.

Expérience LXIV. — 50 cc. d'eau de C... est mise à 43° pendant 3 heures, puis versée dans un ballon contenant 100 cc. de bouillon phéniqué ; celui-ci est placé à 37°.

Boîtes de gélatine phéniquée après 24 et 48 heures de culture.

Les deux colonies isolées de la première boîte (1) sur agar sont épaisses, blanchâtres, ressemblant à du Coli. Portées en bouillon à

43°, l'une n'a pas poussé ; l'autre a donné une culture d'un trouble abondant, homogène.

Examen microscopique à l'état frais ; petits bacilles de diverses longueurs, assez minces, mobiles. Quelques grains réfringents. Pas de formes filamenteuses. Ne prennent pas le Gram.

Agglutination avec culture à 37°. Sérum Coli au 1/20, très belle réaction d'agglutination, précipité abondant, clarification complète. Au 1/100, précipité abondant, belle clarification. Tube à Sérum Eberth, au 1/20, léger précipité qui existe aussi dans le tube témoin ; au 1/100, précipité léger floconneux qui se trouve aussi dans le tube témoin.

Bouillon lactosé : Trouble intense avec gaz ; *réaction acide.*

Lait : Coagulation très avancée au bout de 24 heures.

Pomme de terre : Colonie épaisse, purée de pois.

Gélatine : Couche épaisse opaque.

Indol : Belle *teinte rose.*

De la boîte II, isolement sur agar d'une colonie. En bouillon à 43°, cette colonie a donné un trouble léger, homogène, reflets moirés. Au microscope sans coloration, cette culture nous donne des bacilles très mobiles, minces, quelques formes filamenteuses très mobiles. Dans certains bacilles espaces clairs et réfringents.

Agglutination avec culture à 37° aux Sérums Coli et Eberth au 1/20 négative, au bout de 6 heures décolorés par le Gram.

Bouillon lactosé : Trouble homogène sans gaz, réaction acide.

Lait : Pas de coagulation au bout de 48 heures.

Pomme de terre : Colonie à aspect d'une culture de Coli.

Gélatine : Couche épaisse aspect Coli.

Indol : Positif assez marqué.

Comme on le voit, nous avons isolé deux variétés de Coli, un typique et un sans action sur le lait et non agglutinable.

La même eau a été traitée en même temps par la deuxième méthode. Nous avons isolé un bacille à caractères de Coli sauf pour l'agglutination. Cette expérience, nous l'avons donnée comme exemple de la méthode de fractionnements. Voir plus haut. Elle nous montre de plus que, d'après la proportion des tubes qui ont donné du Coli (dans les deux tubes) on peut conclure qu'il n'y avait pas de Coli dans 3 grammes d'eau et qu'il y avait un élément dans 24 grammes.

Les méthodes que nous avons précédemment exposées, appliquées à différents échantillons d'eau, nous ont donné des résultats intéressants. Elles ne nous ont pas permis, il est vrai, de déceler le bacille typhique dans les eaux naturelles, mais rien ne prouve qu'il y fût. Nous sommes plutôt autorisés à penser le contraire, étant donné la rareté des résultats positifs des nombreuses recherches sur ce sujet. En revanche, nous avons pu déceler, dans une eau que nous avions artificiellement additionnée de bacilles typhiques, un bacille qui représentait les caractères essentiels ; il en différait par les cultures sur pommes de terre. Mais c'est là un caractère auquel on ne reconnaît qu'une bien minime importance, et nous sommes porté à croire (nous n'avons pas eu le temps de faire des expériences pour élucider ce point) que c'était le résultat d'une modification légère subie par le bacille du fait de son séjour dans l'eau. Nous sommes d'autant plus autorisés à faire cette hypothèse que d'autres expérimentateurs affirment avoir observé une modification même des caractères importants du bacille d'Eberth par suite de son séjour dans l'eau naturelle ou dans un liquide contenant ce bacille (Remy, Chantemesse).

Le résultat le plus net que nous avons obtenu par nos méthodes, c'est la mise en évidence, dans une série d'une même eau, de diverses variétés de Coli, c'est-à-dire de bacilles, qui, tout en paraissant mériter cette qualification, différaient, les uns des autres par l'aptitude à faire fermenter la lactose, la propriété relative à l'indol, la sensibilité aux sérums agglutinants ; ils se seraient aussi peut-être différenciés par leur virulence. Nous regrettons de ne pas nous être assurés de ce dernier point. Peut-être y aurait-il un intérêt à chercher s'il n'y a pas de relations constantes entre la présence de telle ou telle variété de Coli et les propriétés pathogènes d'une eau donnée. Cette recherche aurait d'autant plus d'intérêt que, comme nous l'avons déjà dit, il y a bien des chances pour que la propriété typhogène puisse exister dans une eau, sans la présence d'un bacille répondant exactement et complètement à la définition actuelle du bacille d'Eberth.

Quant à la valeur respective des deux méthodes que nous avons mises en pratique, nous avouons que le nombre un peu restreint, auquel nous les avons appliquées, ne nous autorise pas à porter sur elles un jugement définitif. Nous ne croyons cependant pas devoir considérer l'une ou l'autre des deux comme décidément la meilleure. Nous pensons, plutôt, qu'elles présentent chacune des avantages.

La première méthode (chauffage-bouillon phéniqué) se prête moins bien à une appréciation sur la richesse de l'eau en éléments du groupe Coli-Eberth. On peut cependant, avec une légère modification, l'approprier à ce but, en appliquant simultanément l'analyse, par la même méthode, à diverses quantités de l'eau. Par contre, cette première méthode est peut-être supérieure à l'autre, pour mettre en évidence, dans une eau donnée, les éléments bacillaires les plus rares du groupe que l'on vise. En effet, si notre deuxième méthode se montre supérieure en ce qui concerne la numération qualitative, on peut lui reprocher de pouvoir laisser échapper ceux des bacilles que l'on recherche, qui seraient en proportion très faible par rapport aux autres. Et, si l'on admet, comme probable, que le bacille d'Eberth est toujours moins abondant que le Coli, on peut craindre que le premier ne se trouve jamais seul dans un des tubes d'ensemencement, malgré le fractionnement. Cependant, nous avons vu, dans certaines de nos analyses, la même eau donner plus de variétés bacillaires à la méthode de fractionnement qu'à la première méthode.

Nous pensons, en somme, qu'il peut y avoir grand avantage

à les employer l'une et l'autre, sans pouvoir, nous le répétons, vu le nombre restreint de nos analyses actuelles, nous prononcer définitivement sur leur valeur respective,

On peut reprocher à ces méthodes, mises simultanément à chaque cas, de constituer une technique compliquée, mais il nous semble que, dans l'état actuel des choses, il faut, ou renoncer à une analyse délicate sur le point spécial qui nous occupe et se contenter d'une indication grossière, ou se résigner à une technique un peu complexe et minutieuse.

Une autre méthode pourrait être déduite des considérations développées précédemment et des résultats de nos diverses expériences. Elle consisterait à concentrer l'eau par l'évaporation dans le vide à une température (40-41°) capable de réduire le nombre des bactéries banales et gênantes, et en faire ensuite directement des cultures en gélatine phéniquée. Nous avons tenté quelques essais sur cette méthode, mais insuffisants pour pouvoir apprécier.

CONCLUSIONS

La recherche du bacille d'Eberth, étroitement défini comme il l'est aujourd'hui, ne donne que très rarement un résultat positif, ce qui peut tenir en partie à l'insuffisance des métho-des, mais aussi à ce qu'il est réellement rare dans l'eau. La relation entre la propriété typhogène de l'eau et la présence nécessaire d'un bacille possédant les caractères du bacille d'Eberth, tel qu'on l'exige aujourd'hui, n'est pas suffisamment établie. Il y a donc lieu, d'une part, de chercher à perfectionner les méthodes propres à déceler les bacilles répondant à cette définition, et, d'autre part, de se préoccuper de reconnaître, dans l'eau, la présence des éléments qui s'en rapprochent beaucoup, c'est-à-dire les diverses variétés du groupe bacille coli et d'apprécier leur nombre. Aucune des méthodes couran-tes employées jusqu'ici ne réalise pleinement ce desideratum. Celles que nous proposons nous paraissent, au moins, pouvoir être mises en parallèle avec les techniques le plus récemment proposées dans le même but.

TABLE BIBLIOGRAPHIQUE

1. CHANTEMESSE. — *Arch. de Physiol.*, 1886 et *Presse Médicale*, juin 1901.
2. HOLZ. — *Centralblatt für Bakteriologie*, 1892.
3. HUFFELMAN. — Analyse, *Cent. f. Bak.*, t. XI, 1892.
4. ELSNER. — *Tortschritte der Medecin*, XVIII, 1900 et *Zeitschrift für Hyg.*, 1895.
5. GRIMBERT. — Modification de la gél. d'Elsner. Société de Biologie, 25 juillet 1896.
  — Recherche du b. typh. dans l'eau. Soc. Biol., 12 mai 1894.
6. PIORKOWSKY. — Soc. de Méd. interne, 30 oct. 1899.
7. REMY. — *.In. Inst. Pasteur*, août 1900 et mars 1901.
8 VALLET. — Nouvelle technique de rech. du b. typh. dans eaux de boissons. (Arch. de méd. expérim. et d'anat. pathol., n° 4, juillet 1901.
9. PÉRÉ. — *Ann. Inst. Pasteur*, 25 février 1891.
10. PARIETTI. — *Ann. Inst. Pasteur*, 1891. (Méth. de recherche du b. typh. dans l'eau).
11. RODET. — Soc. de Biol., 20 juin 1889.
12. VINCENT. — Soc. de Biol., 1er février 1890.
13. BANDI. — *Cent. f. Bak.*, t. XXIV, 1898.
14. CHANTEMESSE. — *Arch. de Physiol.*, 1886 et *Presse Médicale*, juin, 1901.
15. CAMBIER. — Académie des Sciences, 10 juin 1901.
16. BURRI. — *Cent. Bak.*, 1895.
17. MANKOWSKY. — *Cent. Bak.*, t. XXVI, janvier 1900.
18. BROCHARD. — Thèse Bordeaux, 1900.
19. REMLINGER et SCHNEIDER. — *.In. Inst. Pasteur*, 1897.

20. Merrieux et Carré. — *Lyon Médical*, 1898.
21. Kübler el Neufeld. — *It. f. Hyg.*, XXI, 1899. Analyse dans *Cent. Bak.*, XXVI, juillet 1899.
22. Ficher et Flatau. — *Cent. Bak.*, mars 1901.
23. Hankin. — *Cent. Bak.*, XXVI, 1899.
24. Loesner. — *Arbeiten aus der Kaiserl Gesundheitscent.*, t. XI.
25. Genersich. — *Cent. Bak.*, t. XXVII.

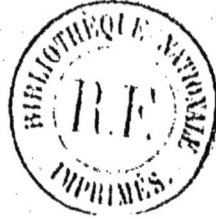

SERMENT

En présence des Maîtres de cette École, de mes chers condisciples, et devant l'effigie d'Hippocrate, je promets et je jure, au nom de l'Être suprême, d'être fidèle aux lois de l'honneur et de la probité dans l'exercice de la Médecine. Je donnerai mes soins gratuits à l'indigent, et n'exigerai jamais un salaire au-dessus de mon travail. Admis dans l'intérieur des maisons, mes yeux ne verront pas ce qui s'y passe ; ma langue taira les secrets qui me seront confiés, et mon état ne servira pas à corrompre les mœurs ni à favoriser le crime. Respectueux et reconnaissant envers mes Maîtres, je rendrai à leurs enfants l'instruction que j'ai reçue de leurs pères.

Que les hommes m'accordent leur estime si je suis fidèle à mes promesses ! Que je sois couvert d'opprobre et méprisé de mes confrères si j'y manque !

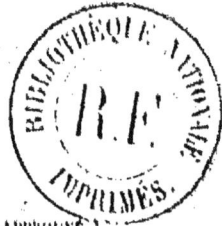

Vu et permis d'imprimer :
Montpellier, le 15 novembre 1901

Le Recteur,
BENOIST.

Vu et approuvé :
Montpellier, le 15 novembre 1901.

Le Doyen
MAIRET

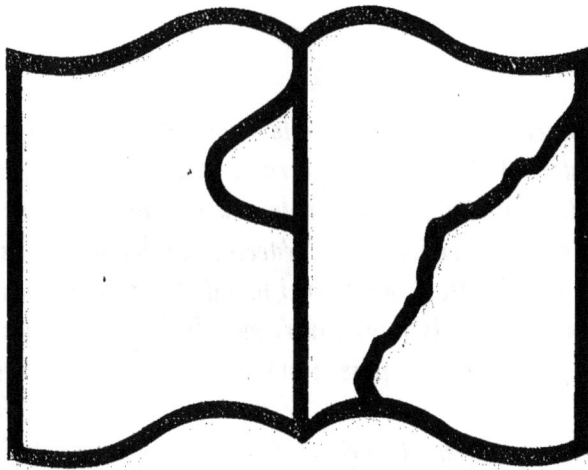

Texte détérioré — reliure défectueuse

NF Z 43-120-11

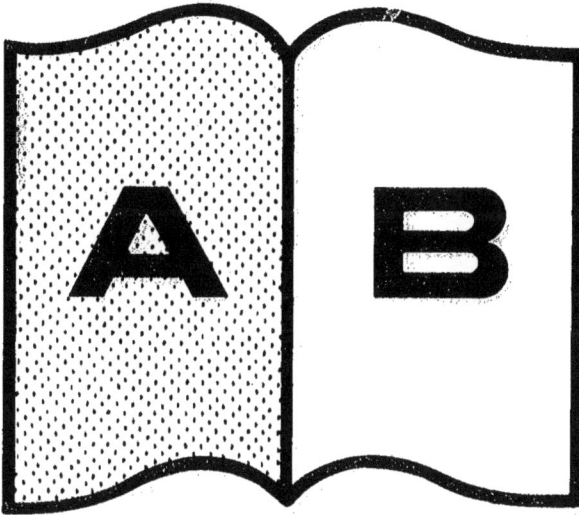

Contraste insuffisant
NF Z 43-120-14

www.ingramcontent.com/pod-product-compliance
Lightning Source LLC
Chambersburg PA
CBHW050609210326
41521CB00008B/1173